若返りホルモン「テストステロン」を高める食生活

人気料理人の最強レシピ付き

順天堂大学医学部教授
堀江重郎
Horie Shigeo

料理人
内田奈々
Uchida Nana

さくら舎

若返りホルモン「テストステロン」を高める食生活

目次

序章　テストステロンこそ「若さ」の源

第1章　テストステロンと「からだ」

……健康寿命を延ばす

第2章　テストステロンと「こころ」
……メンタルを強化する

第3章　テストステロンと「食」
……テストステロン値を上げる方法

第4章 テストステロンを食習慣で無理なく増やす7つの工夫 内田奈々

若返りホルモン「テストステロン」を高める食生活

人気料理人の最強レシピ付き

序章

テストステロンこそ「若さ」の源

若返りホルモン・テストステロンと「からだ」

若返りホルモンと呼ばれるものにはさまざまありますが、テストステロンという男性ホルモンこそ、私は「からだだけでなく、こころも若返らせるホルモン」だと思っています。

男性ホルモンとは、男性のさまざまな機能に影響を与える内分泌物質。その男性ホルモンの代表選手ともいえるのが「テストステロン」です。

テストステロンには骨格や筋肉をつくったり、生殖機能を向上させたりする働きがあります。またテストステロンは精巣《せいそう》でつくられ、分泌量が多く強い作用があることが特徴です。

一般にテストステロンが話題に上りやすいのはスポーツの世界でしょう。強いからだをつくるホルモンであるため、テストステロンは運動能力向上に大きく寄与します。

最近では、女性であっても、強い負荷のかかる運動を行うと、男性同様にテストステロンの分泌が増加することが報告されています。体内のテストステロン値が異常に高い女性アスリートが男性並みの運動能力を示したことなどがあり、何をもって「男女」の性差を決めるかといった議論すら起こっています。

しかし、そもそもテストステロンは単なる「男のホルモン」ではありません。**テストステロンは、男性か女性かに関係なく、人間が健康で活力あふれる生活を送るために不可欠な物質**です。

意外なようですが、じつは女性の体内でも大量に産生され、男女問わず全身の健康維持や活力アップに寄与しているのです。

したがって、テストステロンの分泌が減ると、男女問わず、さまざまな障害が表れます。

まず、男性の体内でテストステロンの分泌が減ると、「男性更年期障害（ＬＯＨ症候群）」と呼ばれる疾病《しっぺい》にかかりやすくなります。その症状はからだとこころの両面に及び、総じて女性の更年期障害よりも深刻で、長期にわたります。重症の場合は、ホルモン補充などの治療を受ける必要があります。

女性の場合は、更年期以降にテストステロンの分泌が少ないと月経前症候群（PMS）が重かったり、閉経が早いとされています。

さらに、最近の研究では、**男女に関係なく、テストステロンに炎症を抑える作用があること**もわかってきました。

「炎症」は、細菌やウイルスなど体内に侵入しようとする外敵から、からだを守るための免疫反応です。

本来、私たちの健康、ひいては生命を守るために必要な反応なのですが、現実には、過剰反応や誤作動を起こして健康を脅《おびや》かすことがあるのです。たとえば動脈硬化などの生活習慣病や胃潰瘍《いかいよう》なども、炎症が原因である可能性が指摘されています。

テストステロンには炎症を抑える作用があります。テストステロンがからだの状態に及ぼすこれらの作用については、本書の第1章で詳しく説明していきます。

若返りホルモン・テストステロンと「こころ」

テストステロンは「前向きホルモン」と呼ばれることもあります。からだの健康を守るだけでなく、**不安や恐怖からこころを守り、積極的、楽観的、社交的な気持ちにしてくれる**からです。

何万年もの古《いにしえ》より、テストステロンは「外に出て狩りをし、獲物を家に持ち帰る」という男性の原始的な本能を支えるホルモンとして、重要な役割を果たしてきました。

狩りをして獲物を捕らえるためには、肉体的な能力だけでなく、困難な課題に立ち向かう「勇敢さ」や「決断力」など精神的な能力が必要です。

集団で狩りを行うときは、集団全体を安全に、よりよい方向に導くための「危機管理能力」も求められるでしょう。獲物を仲間に気前よく平等に分け与える「寛大さ」や「社会性」も不可欠です。

テストステロンは精神面にもさまざまに関係しており、精神力を強めてくれる物質でもあります。

しかし、安全で安定した社会では、テストステロンが好ましくない方向に作用することがあります。「挑戦や変化のない、閉じられた環境」では、勇敢さも決断力も挑戦意欲も、かならずしも有効ではありません。社会や組織の安定を維持するためには、むしろ邪魔なのかもしれません。そんな環境に身を置き続けると、テストステロンはどんどん減少していきます。

結果、現代社会では、テストステロンが不足して、

「強い不安感に襲われるようになった」
「なにごともおっくうで、やる気が出ない」
「イライラして周囲に当たり散らしてしまう」
「集中力がなくなり、仕事の能率も落ちた」
「眠れない日が続いている」
「鬱々《うつうつ》とした暗い気持ちになる」

などの症状を感じる男性が増えてしまいました。その人が本来持っていたはずの性格やパフォーマンスも、本来の状態からはほど遠いものとなり、「うつ」に近い状態

にまでになってしまうかもしれません。

またテストステロン不足は、認知症とも関連しています。テストステロンと脳機能の関係については、まだ十分に解明されたわけではありませんが、最近の研究により、脳内でもテストステロンは産生され、**テストステロン値が高まれば認知症の進行を抑制できる**ことがわかってきました。

テストステロンとうつ病や認知症との関連などについては、本書の第2章でもう少し詳しくお話しします。

若返りホルモン・テストステロンと「食」

このように男性にとって重要な「テストステロン」ですが、じつは年齢とともに徐々にその分泌量は減っていきます。そこで、重要なのは日々の食生活にちょっとした工夫を取り入れるだけで、増やす方向に持っていける可能性があるということ。毎日少しずつでもテストステロンの分泌を意識して「テストステロンを増やす可能性のある食材」、つまり**「テストステロン食」を口にすれば、男性も女性もより若々しくすこやかに寿命を全《まっと》うできる**と考えます。

日本は世界に冠たる長寿国です。2021年7月現在で、男性の平均寿命は81・64歳、女性は87・74歳（厚生労働省発表）。いずれも9年連続して延びています。いよいよ「人生100年時代」が現実味を帯びてきました。

しかし、人間の寿命は本来、100歳どころか120歳だという学説があります。生物が生きている間、体内では細胞分裂が繰り返されているのですが、分裂の回数には限界があります。計算上、その生物的限界が訪れるのが、人間の場合はだいたい120歳の頃とされているのです。

もちろん現実に120歳まで生きる人はほとんどいません。介護などに頼らず、何歳まで健康で自立した生活を送れるかという「健康寿命」を考えれば、さらに短いでしょう。

では、健康寿命を延ばしてくれるテストステロンを体内に増やすためにはどうすればいいのでしょうか。

そう、もっとも自然で無理のない方法こそ、食生活の改善なのです。**テストステロンの分泌増加が期待できる食事「テストステロン食」を続ければ、生活習慣病の危険から遠ざかり、精神的なストレスも感じにくくなる**はずです。

また、同じ食材を使っても、調理の方法や食事の段取り、シチュエーションなどによって、分泌されるテストステロンの量は違ってきます。

結果的に、テストステロン値を上げることによって「若々しく健康で活力あふれる日々」を取り戻し、「生き生きとした人生」を謳歌《おうか》することができたという患者さんを、私は数多く見てきました。その結果、テストステロンこそが「活力」ではないかと思うようになりました。

からだとこころは表裏一体です。すこやかに寿命を全うしようとする精神的な意欲は、からだの健康も支えます。処方された薬を飲みきるとか治療計画を無事に終えることよりも、健康を維持したいという気持ちのほうが強いのです。

テストステロンが、「からだ」だけでなく「こころ」の面にも深く関係することを理解していただければ、100年、さらには120年という、けっして短くはない時間を、若々しく元気に、幸せに過ごすことも夢ではありません。

本書では、より具体的で実践可能なテストステロン生活の提案として、第3章と第4章で、食の改善を中心としたライフスタイルをご紹介していきます。楽しみにしながらお読みください。

第1章

テストステロンと「からだ」

……健康寿命を延ばす

テストステロンは「ハンターのホルモン」

「ホルモン」とは、体内の特定の器官で産生・分泌され、血液などにのって全身をめぐり、特定の効果を発揮する物質です。

テストステロンは代表的な男性ホルモンです。第一の役目は、男性のからだを形づくること。骨や筋肉の量を増やし、男性特有の筋骨隆々としたからだをつくるために働きます。

しかし、それだけではありません。メンタル面でも、「男性的」な行動や思考、生き方を促します。

太古の昔、人類の祖先がまだ狩猟生活を送っていた頃の暮らしぶりを想像すればわかります。

女性が子どもを産んで育て、家族を守っている間、男性は森や草原に出て行って、自分と家族が生きるために獲物を狩るハンターでした。

狩猟は当然、危険をともない、体力を必要とするため、強いからだや精神力が必要です。どこへ行けばどんな獲物がいるかを察知し、どう動けば効率よく仕留められるかを判断する知力も必要です。

それらすべての根源となる物質がテストステロンでした。テストステロンの最大の特徴は、「外に出て、獲物を狩って、持ち帰る」ためのハンターのホルモンだということです。

狩りをするには勇敢さや攻撃性が必要ですが、独占欲が強くてはいけません。テストステロン値の高い男性は、持ち帰った獲物を独り占めしたりはしないのです。家族や一族はもちろんのこと、グループ内の仲間にも気前よく分配します。そして、周囲の人々に感謝され、一目置かれることに、大きな喜びと満足を感じます。

現代社会においても同じです。仕事をして金を稼ぐためにはテストステロンの助けが必要です。成功してお金を得れば家族にも周囲の人間にも認められます。そして感謝されれば、テストステロンがさらに増えます。

ハードボイルド小説のヒーロー、フィリップ・マーロウの名セリフに「男はタフでなければ生きていけない、やさしくなければ生きている資格がない」（レイモンド・チャンドラー著『プレイバック』）がありますが、テストステロンはまさにそのイメージなのです。

しかし、世界的に見ても今は男性のテストステロン値が下がる傾向にあると考えられています。テストステロン値を高いレベルで維持するためには、勇敢に狩りをしていた時代の生活環境や生活スタイル、食生活などが求められるのですが、現代の生活はあまりにも変わってしまいました。

テストステロンのシャワーを浴びる

男性のテストステロンは、9割以上が睾丸《こうがん》（精巣《せいそう》）でつくられます。分泌量がもっとも多いのは20代の頃で、平均して1日に約15pg/mlほど分泌されます（pg＝ピコグラムは1gの1兆分の1）。その後、ゆるやかに減少しますが、個人差が大きく、年齢よりも生活習慣や食生活など別の要因により強く左右されると考えられています。

いずれにせよ、もっとも血気盛んな若者の体内でも、毎日、分泌されるテストステロンの量はほんのわずかです。それでも日々の体調や健康状態、心理状態、性格、さらには生き方にまで影響しています。

男性の一生において、テストステロンが大きな働きをする時期は3回あります。

一度目が、胎児の時期。Y染色体を持つ胎児は、妊娠初期に母親の子宮内で、自分で分泌した大量のテストステロンを「ホルモンシャワー」として浴びます。ホルモンシャワーを浴びた胎児だけが男となるのです。

二度目にテストステロンの分泌が急激に増えるのは2〜3歳の頃、俗にいう「第一反抗期」です。この年齢の子どもは何にでも拒否を示し、反抗的な態度が目立って親を困らせますが、自我を発達させ精神的に成長するうえで重要な時期と考えられています。

この時期を経て、男の子はより強く活動的になり、ちょっと乱暴な「男の子らしい」遊びを好むようになります。

そして三度目にテストステロンが大量に分泌されるのが、いわゆる「思春期」です。女性と比べてからだ全体が強くたくましくなり、髭《ひげ》や体毛が生えはじめます。男の子から男性へと変化するのです。

テストステロン値の高い男性のからだは、しばしば「筋骨隆々」という言葉で表現されます。

年少の頃から骨格がしっかりしていて筋肉がつきやすく、逆に脂肪はつきにくいのですが、そこに活動的で運動が好きというメンタルも加わり、20代にはどんどんたくましいからだつきになります。

一方で、テストステロン強めの男性は攻撃的だというイメージがあるかもしれません。たしかに仕事に向かう姿勢などはアグレッシブで、一時的には攻撃的に見えることもありますが、仲間や弱いものを攻撃するようなことはほとんどありません。

テストステロンは女性の体内にも存在する

テストステロンは代表的な男性ホルモンですが、じつは男性だけのホルモンではありません。女性の体内でも、赤ん坊の頃からおもに卵巣で分泌されています。

個人差はありますが、20～30代の女性では、血液中のテストステロンは男性の10分の1以下ですが、その量はエストロゲンなどの女性ホルモンの10倍近くになることもあります。

テストステロンは女性にとっても重要で、テストステロンが低いと月経前症候群に悩まされたり、閉経前後の重い更年期障害につながりやすいのです。

夫婦共働きが普通になった現代、外に出てお金を稼いでいるのは男性だけではありません。男性以上にバリバリ働く女性もたくさんいます。そして、そういう女性たちの体内では、男性以上に大量のテストステロンが分泌され続けることになります。

テストステロンが心身に及ぼす影響は男女とも同じですから、テストステロン値の高い女性は、男性の場合と同じく、「外に出て獲物を持ち帰る」能力が高いと考えられます。そういう人は、男女を問わず、政治家や投資家、リスクの高いフリーランスの職業などに就く傾向があります。テストステロンは女性の人生も大きく左右するわけです。

女性の一生は、大きく三つのステージに分けられます。性ホルモンの分泌にきわだった特徴があるためです。

女性にとっての性ホルモンといえば、まず「エストロゲン」が挙げられます。エストロゲンは、8～9歳の頃から卵巣で分泌され、女性らしいからだをつくるために作用します。

月経が始まり、妊娠可能になるまでが第一のステージ、少女時代です。15歳頃になるとエストロゲンの分泌量が増え、妊娠可能になります。女性として成熟した第二のステージが始まります。そして、40歳を過ぎるとエストロゲンの分泌量が減りはじめ、閉経によって著《いちじる》しく低下します。

閉経の前後10年間が「更年期」です。心身にさまざまな不調が生じることがありますが、この時期を過ぎると、新たな第三のステージが始まります。「更年」とは「生まれ変わる」という意味なのです。

おもしろいことに、女性の体内では更年期を過ぎるとエストロゲンが激減する一方、テストステロン値はあまり変わりません。

更年期を過ぎた女性が元気で活動的な理由

更年期を過ぎた女性は、むしろ同世代の男性より活動的です。

なぜかといえば、女性はエストロゲンが減ってテストステロンの影響を受けて行動するためです。

テストステロンの分泌が減った男性は、体力的にも、メンタル的にも弱くなりますが、テストステロンが優勢になった女性は、「男性」に近い思考パターンに基づいて力強く行動します。

かつての日本の家庭では、夫が外に出て生活費を稼ぎ、妻は家の中で家事や育児に専念していました。しかし、現在は女性もどんどん外に出て働き、自分でお金を稼ぐことができます。

女性も自分で狩りができるようになったのです。

すると、視線がどんどん外に向かっていきます。更年期を乗り越えた女性は、若い頃よりむしろ積極的に社会参加し、さまざまな場所で活躍しようとする意欲に満ちています。

からだも元気で丈夫になります。

更年期以降の女性の体内では、脂肪からもテストステロンがつくられます。したがって、体脂肪の多い女性のほうが、テストステロン値も高い傾向があります。

そうしたテストステロン多めの女性は、高齢になっても筋肉量や骨密度が保たれやすいため、足腰が弱ることがなく、一人で外出して自由に行動することができます。転倒や骨粗しょう症で骨折して寝たきりになる危険度も低下します。

テストステロンには血管を丈夫に保つ作用もあるので、動脈硬化や高血圧など心血管系の疾患にもかかりにくくなります。

女性の体内でテストステロンが増えすぎた場合の弊害としては、生理不順や無月経、不妊、多毛などが挙げられます。しかし、総じて考えれば、心身ともによい方向に作用すると考えられています。

テストステロンが減ると意欲も体力も一気に低下する

更年期を乗り越えた女性がどんどん元気になる一方、男性はどうかというと、残念ながら、あまりいい情報はありません。

そもそも生物としての「オス」はひ弱にできています。なぜなら、男性にはテストステロンしかありません。エストロゲンなどの女性ホルモンに加えて、テストステロンなどの男性ホルモンも大量に産生できる女性のほうが、生命体としてはずっと強いのです。

遺伝子レベルで考えても、男性は女性より不利です。ご存じのとおり、女性の染色体は「XX」、男性は「XY」です。

Xしかない女性よりYも持っている男性のほうが有利だと思われるかもしれませんが、そうではありません。

女性はXだけで生きられます。しかも、そのXを二つ持っているということは、最初からスペアが確保されているということ。片方がダメになっても、もう一方のXで生きられます。

しかし、男性が生きるためにはXとYの両方が必要です。ホルモンシャワーを浴びることで、Xに加えてYの染色体を持った胎児が男性となるのですが、X染色体もY染色体も一つずつで量が少なく、スペアもありません。

本質的に、男性は脆弱《ぜいじゃく》な生物です。そして、その弱さを補っているのがテストステロンなのです。

そのため、男性はテストステロンが減少すると意欲も体力も低下します。社会の第一線から退かざるを得なくなることが多く、生活の質が低下しがちです。

とくにビジネスマンなどの勤め人は、男性ホルモンの分泌が激減する時期に定年退職を迎えます。日々の過ごし方も、人間関係も、居場所も、生活環境全体が大きく変わるわけですが、なかなか新たな生活に適応できず、心身ともに落ちこみがちです。活躍の場を失った男性は、急速に衰え、弱体化する恐れがあります。中医学でいう「腎虚《じんきょ》」の状態です。

老いてますます血気盛んな妻とのギャップは開く一方でしょう。もしかしたら、そんな状況が熟年離婚の原因になっているのかもしれません。

農耕民族の男性はテストステロン弱めの草食系となった

近年、海外の研究でも、総じて男性の体内のテストステロン値が低下する傾向にあると報告されています。日本人の場合はより深刻かもしれません。

なぜなら、総じて日本の男性は、欧米人と比べてテストステロン値が低めです。

統計的に、テストステロン値が高いのは、頭蓋骨が大きく、眉《まゆ》のひさしがせり出した彫りの深い顔の人です。たとえば、クロマニヨン人よりはネアンデルタール人、東洋人よりは西洋人やアラブ人のほうがテストステロン値は高く、のっぺりした顔の日本人は低いということになります。

原因は、おそらく狩猟生活と農耕生活の違いでしょう。

日本をはじめアジアの人々は、ある時期から狩猟を中心とする生活をやめ、稲作を始めました。かつては日本で稲作が始まったのは弥生時代とされていましたが、現在では縄文時代から農耕が営まれていたと考えられています。

安全な棲《す》み処《か》を離れて危険な森や野原に出て行き、獲物を狩って持ち帰る。そうした生活にともなうリスクを回避するようになったのです。テストステロンが威力を発揮する機会は減り、分泌量も落ちていきます。

農耕民族の男性は、野生のオスではなく、家畜のオスになったのです。そして家畜化した結果、おとなしく従順な生き物になりました。

集団で農耕を営む社会では、強すぎる闘争心や挑戦意欲が邪魔になることがあります。テストステロンは「おとなしくならないためのホルモン」ですから、おとなしくしていてほしい社会では困りものでもあるのです。

現在でも、積極的に外へ出てリスキーな仕事をする人や、競争社会に生きる人ではテストステロン値が高くなりますが、リスクや競争を避けて、重要な判断もせず、淡々と暮らしている人の体内では低くなります。

また、恋愛に消極的だとされる「草食系男子」なども、テストステロン値は低めだと考えられます。テストステロンの分泌量は異性との関わり方によっても違ってくるのですが、がんがん分泌されるのは、もちろん自分から積極的にアタックする肉食系のタイプ。

最近の日本では、万事に淡々としていてあっさり好みの若者が多いようですが、それではテストステロンが増えるわけがありません。

男性の更年期障害は女性の更年期障害より深刻

テストステロン不足が引き起こす心身の不調はさまざまです。また、テストステロンが減少する原因は加齢だけではありません。食生活や喫煙などをはじめとする生活習慣、肥満などとも関係しています。

中高年の男性でテストステロン値が病的に低下し、症状が深刻な場合は、専門医によってＬＯＨ症候群（Late Onset Hypogonadism「加齢性男性更年期障害」または「加齢性男性性腺機能低下症候群」）と診断されることがあります。

症状は多様で、からだとこころの両面に及びます。集中力や意欲の低下、疲労感、認知機能の衰え、動脈硬化、体脂肪の増加、筋力の低下、頻尿、不眠、男性機能不全などです。重症の場合は、ホルモン補充などの治療を受ける必要があります。

ＬＯＨ症候群はしばしば女性の更年期障害と比べられますが、症状はかなり異なります。そして、多くの場合、女性の更年期障害よりも深刻です。

女性の更年期障害は、閉経前後10年以内に起こる一過性の体調不良です。エストロゲンなどの女性ホルモンが急激に低下することにより、心身にさまざまな変化が生じますが、かならず出口があります。時期がくれば、自然に終わるのです。すでに述べたように、終わってしまえばテストステロン値が上昇するため、むしろ以前より元気で活動的に過ごせます。

ところが、男性のＬＯＨ症候群には出口がありません。放置すればテストステロンが減り続け、心身の不調にも終わりがありません。

男性のＬＯＨ症候群は誰もが経験するものではありません。早い人では40代から始まりますが、一生かからない人もいます。

しかし、ひとたび始まったら、秋の夕方の太陽のごとくつるべ落としで、一気に落ちていくだけです。

一過性の不調である女性の更年期障害と異なり、男性のＬＯＨ症候群は治療が必要な疾病《しっぺい》なのです。

ＬＯＨ症候群と診断されるには基準があります。基準値に達しない場合、その時点で治療は必要ではありませんが、病気と紙一重のケースもあります。健康長寿をめざすためには、看過できません。

テストステロンの最大の敵はストレス

日本の場合、今、もっとも危機的なのが定年退職後の男性のメンタルです。しかし、働き盛りの40～50代も安心してはいられません。

会社では重要な仕事を任せられるようになる年代ですが、中間管理職としての重責や昇進、配置転換、転職などによる強いストレスにさいなまれる時期でもあるからです。

ストレスこそは、テストステロンの大敵です。

ストレスがたまると、人間の体内では好ましくない反応が連鎖的に生じます。少しややこしい話になりますが、簡単に説明しておきましょう。

ストレスを受けると、まず交感神経の働きが活発化します。交感神経は副交感神経とともに自律神経を構成しています。「自律神経」とは、心臓の拍動や血管の収縮、体液の分泌、体温調節など、さまざまな臓器の機能を調整し、からだの状態を正常に保つために、本人の意思とは関係なく24時間休みなく働いている神経です。

交感神経と副交感神経は、一方が優勢なときはもう一方の働きが抑制されています。交感神経は自動車のアクセル、副交感神経はブレーキのようなものと考えればわかりやすいでしょう。

交感神経が優位になると、興奮して「イケイケ」モードに入ります。狩りの最中なら、獲物の姿をとらえて、いよいよ飛び出すための臨戦態勢です。心臓は激しく拍動し、血圧が上昇し、瞳孔《どうこう》が拡大します。一方、副交感神経が優位なときは、心身が弛《し》緩《かん》します。

自律神経のバランスが整い、交感神経と副交感神経の切り替えがうまく機能していれば、心地よくメリハリの利いた毎日を送れます。しかし、交感神経優位のイケイケモードだけが続くとしたらどうでしょう。
神経をすり減らし、疲れ果ててしまうのではないでしょうか。そのような状態では、テストステロンの分泌も減る一方です。

それまではテストステロン高めで、なにごとにも意欲的、まじめで、がんばりすぎだった人が、突然、無気力になる「燃えつき症候群（バーンアウト）」なども、ストレスが大きな要因と考えられています。

幸せホルモンを増やすためにもテストステロンが必要

ストレスがホルモン分泌に及ぼす影響について、もう少し説明しておきましょう。

たとえば、強いストレスを受けると、副腎皮質から「コーチゾール」というステロイドホルモンが分泌されます。

コーチゾールは血圧や血糖値を上げて、ストレスからからだを守る準備を整えます。危機に備えるための緊急事態宣言のようなものです。

コーチゾールの対極にあるホルモンが「セロトニン」です。典型的には、暖かい日差しを浴びて心地よい気分に浸っているときや、おいしいスイーツを食べて満足したときなどに、人間の体内ではセロトニンが多く分泌されます。

興奮を抑え、ゆったりした気分にさせてくれるため「幸せホルモン」とも呼ばれます。

ところが、ストレスを受けてコーチゾールの分泌が増えると、セロトニンの分泌が妨げられてしまいます。そのため、幸福感や満足感を得ることができません。

新型コロナ禍で世界的に急増したとされる「うつ」は、コーチゾールの分泌が増え、セロトニンの分泌が減った結果、つねに不安を感じて警戒しているような緊張状態が続いたためとも考えられています。

しかし、コロナ禍のような非常事態にも、打つ手はあります。テストステロンの分泌が多ければ、脳内でセロトニンを利用しやすくなり、幸福感を得やすくなることがわかっています。ストレスに打ち勝つ可能性が高まるということです。

例外として、テストステロンとコーチゾールの値がともに上昇することもあります。非常に大きなストレスの下、精神的な緊張も強いけれど、落ちこむのではなくむしろ気分が高揚し、やる気に満ちているような状況。

たとえば、本番の試合を目前にしたオリンピックやワールドカップの代表選手、重要な選挙を戦っている最中の候補者たちは、おそらくそんな状態ではないでしょうか。究極の非常事態を乗り越え、勝ち抜いてこそ、大きな勲章を得られるのでしょう。

しかし、日常的に非常事態が続く毎日など、耐えられるわけはありません。ストレスに打ち勝ち、幸せホルモンを増やすためにも、テストステロンが不可欠です。

テストステロンは免疫システムを「鈍感」にして炎症を抑える

テストステロンには、炎症を抑えて、生活習慣病の発症や進行を防ぐ作用もあることが、最近の研究でわかってきました。

「炎症」は、本来、からだを守るために必要な免疫反応です。菌やウイルスなど危険な異物が体内に侵入したときに、免疫細胞が働いて異物を攻撃する。これが炎症です。傷口から雑菌が入ったときに傷の周囲が腫《は》れたり、インフルエンザウイルスに感染して高熱が出たりするのは、危機的な状況に対処するための典型的な反応です。

ところが実際には、過剰に反応したり、不要な場合にも反応したりしてしまうことがあります。炎症がそもそも乱暴な形のリアクションだからです。

たとえば、穀物の袋にネズミが1匹入りこんだとしましょう。ネズミだけ除去すればいい話です。ところが炎症反応が起こると、穀物の袋ごと火をつけて燃やしてしまう。さらに困ったことには、ネズミなどいないのに燃やしてしまうこともある……。つまり、細菌やウイルスに感染した細胞だけでなく、周囲の組織まで傷つけてしまうことがあるのです。

そうした免疫機能の誤作動や過剰反応は、脳をはじめ、さまざまな臓器や細胞にも悪い影響を及ぼします。炎症が起こる過程で、強力な酸化作用を持つ活性酸素が発生するためです。

「活性酸素」は細菌やウイルスを撃退するために不可欠な物質ですが、健康な細胞まで酸化してサビつかせ、臓器の機能を低下させる恐れがあります。

体内で免疫細胞が増えすぎた結果、生じる困った症状の代表がアトピーです。他に、動脈硬化をはじめとする生活習慣病、胃潰瘍《いかいよう》、膵臓《すいぞう》がん、さらにはうつ病などの原因も炎症である可能性があります。

なぜそのような誤作動が起こるのか……。もちろん遺伝的に炎症を起こしやすい人もいるでしょう。しかし、多くの場合は食生活や住環境が影響していると思われます。

テストステロンには、炎症が起こるのを抑えたり、起こしにくくする作用がありま す。したがって、食生活を含めたライフスタイルを改善することで、テストステロンの分泌を増やすことができれば、炎症を起こしにくいからだをつくることができます。

炎症は外敵の侵入に対して敏感に反応するための症状ですが、テストステロンには逆に「鈍感力」を高める作用があるのです。

こころの鈍感力については次章でお話ししますが、心身ともに健康に生きるためには、からだの鈍感力が必要なのです。

第2章

テストステロンと「こころ」

……メンタルを強化する

テストステロン値の高い人は大勝負に強い

メンタル面に目を向けると、テストステロンは「やる気」のホルモンです。

テストステロン値が高い人は、ゲームをやっても強いし、スポーツの分野でも活躍する可能性が高いでしょう。大きな勝負に打って出るときに不安を感じにくいという特徴があり、リスクを恐れず、やる気に満ちているからです。

今の時代にリスクを恐れない勝負師といえば、その代表はトレーダーではないでしょうか。

「トレーダー」とは、顧客の注文に応じて、金融市場で株や債券の売買取引を行う人々です。成功して名声を得るためには顧客の期待以上の成果を上げなければなりません。そこには当然、大きなリスクがともないます。顧客に大損をさせてしまったら、トレーダーとしてのキャリアも終わるのです。

そうしたトレーダーたちのテストステロン値と成果について調査した研究報告があります。世界でも中心的な金融市場であるロンドンのシティ地区で活躍している現役のトレーダーについて、ケンブリッジ大学が行った研究です。

シティ地区で働く17人のトレーダーを対象として、午前11時と午後4時に唾液を採取。そこに含まれるテストステロンの量を測りました。その結果、テストステロン値の高いトレーダーほど儲《もう》けが大きいことがわかりました。

トレーダーに運用をゆだねる資産もない庶民にとってはどうでもいい話ですが、実際に株式の売買を依頼する顧客にとって、どのトレーダーに資金を預ければ儲けられるかは、きわめて大きな問題です。

結果、「自分が資金を預けるトレーダーのテストステロン値がどれほどのものか」が真剣に調査される事態になったといいます。

ただし、この話にはオチがありました。テストステロン値が高いトレーダーは、たしかに儲けは大きいが、失敗したときの損失も大きかったのです。

「リスクをとる」のは、安全や安心、安定とは対極の生き方です。「ヤマを張る」のは時として「命を張る」ことにもなりかねません。そこまで彼らを衝《つ》き動かし、やる気にさせる原動力は何なのでしょう。それこそが、テストステロンをはじめとするホルモンの力です。

「やる気」を生み出すドーパミンの分泌を促すのがテストステロン

私が考える「やる気」とは、第一に、自分の行動に目的を持って、それを達成するために生き生きと取り組み、ひたすら没頭できる力のことです。

何かに没頭するためには、集中力が必要です。過去の出来事が頭にあったり、未来への影響が気になったりしているようでは、気が散って没頭できません。

そんなときにも、ホルモンが重要な働きをします。大一番を目の前にして、最大の集中力が求められるときに威力を発揮するのは、「ドーパミン」というホルモンです。

ホルモンの種類は非常に多く、さまざまな状況下で必要に応じて分泌され、相互に影響し合いながら、複雑な働きをします。

第1章でセロトニンという幸せホルモンについて簡単にお話ししました。ストレスに対応するため心身を緊張させるホルモンがコーチゾール。これに対し、興奮を抑えて精神を安定させるホルモンがセロトニンです。

しかし、「幸せホルモン」と呼ばれるホルモンはセロトニンだけではありません。ドーパミンとオキシトシンも快感や幸福感をもたらします。

ドーパミンは、やる気を引き出す「快楽のホルモン」です。お酒を飲んだときに気分がよくなるのもドーパミンの作用、スポーツやゲームの勝負で闘争心の源泉となるのもドーパミンの作用です。

勉強でも仕事でも目標を立ててがんばろうというとき、目標を達成したときの快感を想像すれば、よりポジティブになり、やる気が出てきます。そして、いざ目標を達成したときに「やった！」という満足感をもたらし、「次もがんばろう」というさらに前向きな気持ちにさせてくれるのもドーパミンです。

したがって、ドーパミンは、達成感や満足感に関わる「報酬系ホルモン」に分類されます。「豚もおだてりゃ木に登る」という諺《ことわざ》があります。能力のない者でもおだてられればその気になって、本来は不可能なことでも達成するという意味です。おだてられれば、ついがんばってしまう、これもホルモンのなせる業《わざ》です。

テストステロンには、そのドーパミンの分泌を促す作用があります。

脳の前頭前野の奥に「側坐核《そくざかく》」という神経細胞の塊があります。快感や報酬を得ようとする意欲などに深く影響しており、この部分に刺激を与えるとドーパミンの分泌が促進されて、やる気が湧いてくることがわかっています。

そしてテストステロンは、側坐核を刺激することで「やる気スイッチ」を押す役割を果たします。

オキシトシンというパブリックなホルモン

ドーパミンとセロトニンに加えて、もうひとつ「幸せホルモン」と呼ばれるのがオキシトシンです。オキシトシンの最大の特徴は、愛する家族や大切な友人と一緒にいるときに分泌が増えることです。そのため「愛情ホルモン」や「共感ホルモン」とも呼ばれます。

象徴的なイメージが、母親による赤ちゃんへの授乳。赤ちゃんの顔を見ながらおっぱいをあげていると、お母さんの脳内にはオキシトシンがどんどん分泌されます。赤ちゃんのほうでも、おっぱいを飲みながらお母さんの目を見ているとオキシトシンが分泌されます。

最近では、飼い主とペットの間でも同じような反応が起こることがわかってきました。

オキシトシンは男性の脳内にも存在します。ただし、多く分泌される状況が、女性とは異なります。男性の場合は、どうやら高い目標を達成したときに分泌されやすい。しかも、目標のハードルが高ければ高いほど、多量のオキシトシンが産生されるようなのです。

たとえば狩りに出たときは、仕留めた獲物が大きいほどオキシトシン値が上がります。すると、なんだか寛大な気分になり、仲間を集めて気前よくふるまいたくなります。

女性の場合、オキシトシンの分泌を上げるような愛情の対象となるのは、まず自分の子ども、それから夫や親くらいに限定されます。極端にいうと「わが子さえよければ他人の子はどうなってもいい」というのが女性のオキシトシンです。

一方、男性のオキシトシンの恩恵はもっと広く、仲間や親戚、隣近所、地域の人々にまで及びます。

男性のオキシトシンはパブリックなホルモンなのです。命を懸けて狩りに出るのは、大きな獲物を持ち帰れば、家族にも、仲間にも喜んでもらえるから。そして自分の存在価値が認められるからです。その結果、満足感や充実感を得られ、心地よさを味わうことができるからです。

そうした快感体験が次の「やる気」につながることはいうまでもありません。

テストステロンとオキシトシンの関係でいえば、テストステロン値が高い男性ではオキシトシンの分泌量も多いことがわかっています。

「認知症」は異性を意識することができれば改善する

健康長寿を望む人にとって、何より心配なのは認知機能でしょう。

日本では高齢化の進展とともに認知症の人が急増し、2025年には65歳以上のおよそ6人に1人が認知症を患うと予測されています。

「認知症」の主たる症状は記憶障害、見当識障害、判断力や理解力の低下などですが、自分自身と周囲に対する関心や好奇心を失った状態と考えることもできます。

身近に認知症の人がいる方は、その人との会話を思い出してみてください。認知症の人も、何らかの質問をされれば、ある程度の受け答えはできるかもしれません。しかし、自分から質問することはないでしょう。好奇心を失っているため、知りたいことや聞きたいことがないのです。

好奇心こそ「やる気」の源泉です。好奇心が豊かな人は前向きで、挑戦意欲や活力にあふれています。好奇心を失った認知症の人がやる気を見せたり、積極的に行動したりすることはありません。

認知症の種類は、アルツハイマー型や脳血管性、レビー小体型など複数あります。テストステロンが具体的にどう関わっているかは、まだはっきりと解明されたわけではありません。

しかし、マウスを使った実験などでは、テストステロン不足が脳神経系にも影響し、記憶障害に関係するという研究結果が報告されています。

２０１１年に米国内分泌学会で発表された論文によれば、閉経後の女性にテストステロンを投与したところ、あきらかに記憶力が向上しました。認知症の女性に投与すると、認知症の進行を遅らせる効果があることもわかりました。

また、高齢者施設の入居者にテストステロンを投与すると、男性では女性に対する、女性では男性に対する興味が高まり、いずれも投与前より生き生きとした生活を送るようになったという報告もあります。

異性に対する関心や興味が増すのは、認知機能が改善したということです。異性の存在や視線を意識して生活できれば、ますますテストステロン値は高まります。

「老いらくの恋」は、けっして恥《は》ずかしいことでも、みっともないことでもありません。メンタルの若さを保ち、健康長寿を実現するためにはきわめて有効です。

テストステロンは脳の機能を守るために働く

テストステロンと脳の機能の関係について、やや専門的になりますが、もう少し説明しておきましょう。

テストステロンはおもに男性の精巣、女性の卵巣で分泌されます。しかし、男女ともに脳でもつくられることがわかっています。2016年、日本の川戸《かわと》佳《すぐる》博士（東京大学名誉教授、順天堂大学客員教授）が世界で初めて発表しました。

では、そのテストステロンが脳内のどこでつくられているかというと、大脳側頭葉の内側にあって、記憶を司《つかさど》る「海馬《かいば》」です。

海馬はタツノオトシゴのような形をしており、新しい記憶はいったん海馬に集められ整理整頓されてから、大脳皮質で記憶として貯《た》められるといわれています。アルツハイマー病の症状が最初に表れる部位はこの海馬。短期記憶といわれる、ついさっき覚えたばかりの新しい記憶を思い出せなくなるのはこのためです。

この海馬にあるテストステロンの濃度は血中濃度より高く、女性でも男性と同じくらい多量のテストステロンが分泌されることがわかっています。

そして、脳でつくられたテストステロンは、脳の機能を守るため、脳内で消費されます。つまり自給自足の状態にあるということです。

テストステロンの分泌が減ると、「シナプス」という脳内の神経伝達物質も減少します。シナプスは神経細胞であるニューロンと他のニューロンをつなぐ重要な役割を担っていますから、シナプスが減ると脳の働きが鈍くなります。

しかし、川戸博士の実験により、ニューロンにテストステロンをふりかけてみたところ、ニューロンの樹状突起《じゅじょうとっき》が増えることがわかりました。

「樹状突起」とは、シナプスから刺激を受け取るため樹木の枝のように張り出した突起です。この突起が増えることにより、ニューロンどうしの情報のやりとりが増え、相互作用を起こします。その分だけ認知機能が高まり、向上するということです。

脳機能とテストステロンの関係については、まだ十分に解明されたわけではありません。しかし、テストステロン値を保つことが認知機能の維持につながり、認知症の予防となる可能性が期待されます。

「うつ状態」は男性更年期障害の典型的な症状

急増している「うつ」も、やる気満々とは対極にある状態といってよいでしょう。うつは、第1章で紹介したLOH症候群（男性の更年期障害）の典型的な症状のひとつでもあります。

しばしば混同されるのですが、うつと「うつ病」は違います。うつとは、強い抑うつ状態。つまり、落ちこんだり、不安感や絶望感にとらわれたり、何をする意欲も湧かなかったりする気分の状態のことです。当然、新しいことを始めるような元気はありません。

うつ病は、そうした状態が悪化したものと説明されることがあります。うつ状態の人が「うつ病」と診断されることもあります。しかし、うつ状態とうつ病はかならずしもつながっているわけではありません。

うつ状態を引き起こす病気には、適応障害、発達障害、パーソナリティ障害などがあります。現代人にとってとくに深刻なのは適応障害です。

「適応障害」とは、自分が置かれている環境に適応することができず、ストレスから心身にさまざまな症状が出て、日常生活や社会生活に支障をきたす状態です。

適応障害にはかならず原因があり、多くの場合、上司によるパワハラや失業、失恋、肉親の死など、「それはつらいだろう」と思わせるような出来事がきっかけとなって発症します。

適応障害の典型的な症状のひとつであるうつは、「刺激に反応できない状態」と考えることができます。

ネズミを使った実験があります。ネズミのからだを針でつつけば、もちろん痛がって暴れます。ところが毎日繰り返しつついていると、しだいに暴れなくなります。つつかれれば痛いはずなのに反応できず、痛がることもなく、動けなくなってしまうのです。

それが、うつと呼ばれる状態です。人間の場合も、外界から強い刺激やストレスを受け続けることでメンタルが非常にもろくなり、うっかり動くと粉々に砕けてしまいそうになります。周囲の人にはわかりにくいため、「甘えている」「わがままなだけ」などと受け止められることもありますが、本人としては、とにかく「自分」が崩壊しないようにしておくことで精いっぱいなのです。

何らかの行動をとるためには「やる気」が必要です。やる気を出すためにはテストステロンが必要です。

うつ状態の人は、強いストレスを受け続けたことで、そもそもテストステロンの分泌が著《いちじる》しく低下していると考えられます。

テストステロンがもたらす「鈍感力」

うつ状態と異なり、うつ病は明確な病気です。とくにきっかけがなくても発症することがあり、気分が高まったり落ちこんだりするという波を繰り返します。「うつ病」と診断されると、一般に抗うつ薬が処方されます。うつ状態の患者さんに抗うつ剤が処方されることもあります。

抗うつ剤は、たしかに気分の落ちこみや不安感を緩和してくれますが、好奇心ややる気の喪失までカバーすることはできません。症状が出る以前の、元気な日々を取り戻すには、別の何かが必要です。

それがテストステロンなのではないかと、私は考えています。

うつになりやすい人には、責任感が強く、真面目で几帳面《きちょうめん》な傾向があるといわれます。心配性で、他人の言動や視線、たとえば自分が周囲からどう評価されているかが気になってしょうがない人も、うつ予備軍です。

そういう人には、ぜひテストステロン値を上げる工夫をしていただきたいと思います。

テストステロン値が高い人は、細かいことに一喜一憂しません。他人の言うことも、あまり気にしません。自分を脅《おびや》かす刺激や威力に対し、また自分に向けられる評価や批判などに対して、ある意味、鈍感になっているのです。

ストレス社会を生き延びるために必要な力とは、そうした「鈍感力」なのかもしれません。

鈍感力は本来、子どもの頃から切磋《せっさ》琢磨《たくま》を繰り返し、失敗や屈辱《くつじょく》を体験することで育ちます。

負けて悔しいと思う経験がテストステロン分泌を促進し、負けるたびにいちいち落ちこんでいてはいられないから鈍感力が育ちます。打たれ強くなるのです。

しかし現在の日本社会では、そもそも切磋琢磨する機会が少なくなりました。子どもの数が減ったためか、親はせいぜい二人くらいのわが子を大切に、大切に育てます。競争や勝負は極力、避けようとします。

しかし、外の世界ではむしろ国際的な競争が激化しています。働きすぎの「猛烈ビジネスマン」が社会問題になった高度経済成長時代以上に、今はストレスに満ちた苛烈な競争時代です。

こんな時代に成功するのは、やはりテストステロン値の高い人間です。テストステロン値が高い人のほうが長生きすることも、世界的な大規模調査の結果、わかっています。

日常生活の工夫でテストステロンは増やせる

私は所属する大学病院のメンズヘルス外来で、ＬＯＨ症候群をはじめとする男性ならではの不調と向き合ってきました。いずれもテストステロン値が低下したときに発症しやすい病気です。そのため、受診する人にはかならず最初にホルモン検査を受けてもらいます。

ＬＯＨ症候群は、テストステロン不足が原因で起こることが明らかです。そのため、アメリカなどでは積極的にテストステロン補充などのホルモン治療が行われ、一定の成果を上げています。大きな副作用もない安全な治療法なのですが、日本ではまだまだ遅れています。

男性ならではの病気でも、テストステロンを補充するだけでは症状が十分に改善しないこともあります。また、「アンチエイジング」の目的でテストステロン補充を希望される方も少なくないのですが、それだけで若返りを期待しても無理でしょう。

しかし、毎日の生活習慣を変えるだけでも、テストステロンの自然な分泌を高めることが可能です。運動、睡眠、食事などを中心とするライフスタイルを見直して、少し改善するだけでも効果が期待できます。

運動といっても、とくに激しい運動を始める必要はありません。日常生活の中に無理なく取り入れられるウォーキングやストレッチ、簡単なコア・トレーニングなどを習慣化するだけでいいのです。

睡眠は十分に確保してください。睡眠の質を高めるためには、床につく前にスマホやパソコンなどの電子機器を操作せず、何も考えず、午前0時までに入眠することが必要です。テストステロンの分泌はメンタルの影響も受けますから、脳と精神のリフレッシュも忘れてはいけません。

たとえば、積極的に新たな人間関係を築いたり、新しい趣味などにチャレンジしたりするのは非常に効果的です。

会社を定年退職した後、一時的にテストステロン値が下がったけれど、地域コミュニティでボランティア活動を始めたら再び上昇したという報告があります。異性と積極的に触れ合うことでテストステロン値が上がったという事例もあります。

テストステロン値は、自らが「お山の大将」となり、能力を認められ「やる気」になることで格段にアップします。したがって、趣味のグループや地域の活動などを自ら立ち上げ、運営してみるのもいいでしょう。

もっともおすすめしたい「食」の改善

もっとも簡単で魅力的なテストステロン増強法として、私が本書でおすすめしたいのは食生活の改善です。

健康的な生活をめざす人にとって、「食」はつねに重要なファクターです。

食事は、ただ単に栄養を補充する行動ではありません。何を食べるか、どう食べるか、どこでどんな状況で誰と食べるか……、それらの要素により、得られるものが違ってきます。

食べたものはからだを形づくりますが、何をどう食べるか、誰と食べるかによって、メンタルに与える影響が違ってくるのです。

テストステロン分泌に及ぼす作用も違います。食材ひとつとっても、テストステロン値を上げる食材と、下げる食材があります。また、同じ食材でも、調理の仕方によってテストステロンの分泌量は変わってきます。

さらに、同じ食材を使って、まったく同じ方法で調理した料理であっても、どこで、どんな状況で、誰と一緒に食べたかによって充足感や幸福感が変わります。

たとえば、同じ牛肉を使ったステーキでも、マンションの自室で、一人で焼いて食べるか、おしゃれなレストランで恋人と二人で食べるか、気の合う仲間たちとBBQパーティを開いてわいわい騒ぎながら食べるか……、それらの要素によって、テストステロン値が上昇する度合いは違ってくるということです。

次章では、それらプラスアルファの影響も加味しながら、テストステロン値を高める「テストステロン食」を紹介していきたいと思います。

第3章

テストステロンと「食」

……テストステロン値を上げる方法

「ハンターのホルモン」を生かす食生活

テストステロンは、基本的には男性のからだを形づくるためのホルモンですが、狩りをするときに不可欠な「ハンターのホルモン」でもあります。

男性が、家族や仲間の食料を得るために草原へ出て行って獲物を狩ろうとするとき、体内ではテストステロンが盛んに分泌されます。テストステロンをもっとも必要とする状況だからです。

したがって、食べることでテストステロンを増やしたいと思うなら、太古の狩人たちに近い食生活をイメージするのが近道です。

今の時代、大草原で狩りをできる人はきわめて限られるでしょう。しかし、釣りが趣味という人は少なくありません。釣った魚を、その場で焼いて食べる。自分でさばいて家族や仲間に刺身をふるまう……。これもテストステロンを増やすために大事な要素のひとつだといえます。

私たちはハンターではないけれど、今も牛や豚や魚の大切な命をいただいて生きています。その事実を忘れてしまったら、テストステロン値は下がってしまうかもしれません。

目の前にある食材としっかり向き合い、自分がこれから何を食べるのかを真摯《しんし》に受け止め、感謝しながらおいしくいただく。そんな食べ方が、ハンターだった頃の本能を刺激し、テストステロン値を上げる方向に導いてくれるのです。

家族や仲間に喜んでもらえるとテストステロンは増える

テストステロン値は「集団の中にいる」と上がりやすい傾向があります。

テストステロンの分泌を促すには、狩りなどに成功したことで得られる自己満足感が必要です。

一方、家族や仲間の期待に応えられた、認めてもらえた、喜んでもらえたという充実感も大きく影響します。

狩った獲物を持ち帰って家族や仲間に分け与えるとき、そして家族や仲間がおいしそうに食べる姿をながめるときにも、テストステロンはどっと増えるのです。ハンターとしての矜持《きょうじ》が満たされるからでしょうか。

要するに、テストステロンを増やすには、家族や集団の中で「いい格好」をするのがいちばん効果的。そこに異性の視線があれば、さらによいでしょう。

ライオンでもウシでも、集団で暮らす動物たちの活動は、ホルモンによって制御されています。ホルモンは、からだに対しても脳に対しても働きます。なかでもテストステロンは、次世代を育てるための生殖活動と密接に関係しています。「次世代を産み育てるための生殖活動をいかにするか」は、生き物にとって何より重要な命題です。異性の存在がテストステロンの分泌量と密接に関係するのは当然の話です。

人間も動物ですから、異性の前でいい格好をしたい、異性に喜んでもらいたい、異性に好かれたいという思いや行動は、間違いなくテストステロンの分泌を促進します。

動物の集団内ではボス、つまり「お山の大将」ほどテストステロンの分泌が盛んです。

ニホンザルの研究などでもわかっているとおり、お山の大将になるには、メスたちの支持が不可欠です。テストステロン最強のボスとなるためには、集団内に確固たる居場所と役割、地位を確立し、なおかつ異性から好ましく思われる必要があるのです。

そうした点を念頭に置いたうえで、食べるときも、何を食べるかだけでなく、どのようなシチュエーションで、どんな人たちと一緒に、どう食べるかを意識するのも大切なのです。

ＢＢＱ（バーベキュー）で豪快に肉を焼いて食べる

キャンプやＢＢＱが大ブームです。

都会からも近くて便利な場所に、新しいグランピング施設やオートキャンプ場が増えました。

コロナ禍でも戸外なら比較的、安全な点が好まれたという分析がありますが、外国製のおしゃれな野外生活用品や調理器具が、ネットなどで簡単に手に入るようになったことも関係しているでしょう。

もちろんキャンプやＢＢＱ本来の魅力もたくさんあります。日常からの脱出、青空や星空の下で過ごす解放感、炭火で塊肉や野菜を焼いて食べる豪快さ……。

テストステロンを増加させるという点で考えると、ＢＢＱは、家族や友人などの小グループでも、あるいはソロ・キャンプでも、一定の効果があります。炭火の炎をながめ、肉が焼けるにおいを嗅ぎながら調理すれば、それだけでテストステロンの分泌が促されるからです。

さらに、大勢が集まるＢＢＱパーティならはるかに効果的でしょう。

テストステロンを増やしたいなら、絶対、焼く人になるべきです。テストステロンの分泌を促すために、これ以上のお膳立てはありません。

アメリカの家庭では、夏の間、週末のたびに友人知人を呼び、自宅のバックヤードでＢＢＱパーティを開くことが珍しくありません。グリルの前に陣取って巨大なステーキやハンバーグを焼くのは、もちろん父親です。

日本の盆や正月のように家族や親戚が集まる感謝祭では、七面鳥の丸焼き。クリスマスには巨大なハムの塊をローストする。これも、アメリカの伝統的なディナーです。

そんなとき、長いカービング・ナイフを駆使して、焼きあがった肉を切り分けるのも父親の役割です。

まさに親父《おやじ》の晴れ舞台――お父さんたちの体内ではテストステロンが噴出しまくっている可能性があるのです。

「鍋奉行」になってその場を仕切る

日本ならではの囲炉裏《いろり》の料理も魅力的です。

人間は、炎を見るとなぜか自分の内部にも燃えるような何かを感じます。特に男性は、ハンターとしての本能を呼び起こされるような気分になるものです。

したがって、テストステロン値をアップするためにも、炎を見ながらの調理は効果的です。


もちろん自宅の場合は、卓上コンロに鍋をのせれば十分です。メニューは寄せ鍋でもすき焼きでもかまいません。

テストステロン値アップをめざすなら、重要なのは自分が仕切り役、つまり「鍋奉《なべぶ》行《ぎょう》」になることです。

進んで鍋奉行になりたがる人は、もともとテストステロン値が高めのことが多いようです。

そうではない人でも、積極的にその場を「仕切る」「差配する」ことでテストステロンを増やせる可能性があります。

ホームパーティを開いて自慢料理をふるまう

日本の一般家庭では、さすがに裏庭でBBQとはいきません。しかし、日本ならではの工夫はできます。

知人の建築家から、家についておもしろい話を聞きました。

彼が自分で設計して建てた家は東京23区内にあり、BBQができるような庭はありません。しかし、LDKには必要以上に広いスペースを確保し、その真ん中に詰めて座れば10人で囲める巨大なテーブルを置きました。

そのテーブルがユニークなのです。ただの食卓ではありません。天板の下に鉄板が組みこまれており、天板をはずせば巨大テーブルがそのまま調理台になるのです。

彼は、ことあるごとに家族や事務所のスタッフ、友人知人を招いて、鉄板焼きやお好み焼きをふるまっているそうです。

きっと彼はテストステロン値が高いに違いありません。

鉄板焼きもお好み焼きも、特製鉄板テーブルがなければできないわけではありません。家庭用の小さなプレートでも、腕はふるえます。

別のある知人は、最近、広島風お好み焼きの焼き方を覚えました。

自宅でお好み焼きを楽しむ家庭は多いと思いますが、焼きそばも入れて何層もの重ね焼きにする広島風の焼き方は少々複雑なため、自分で焼く人はまだ少数派でしょう。そのため、家族で楽しんでもちょっとしたイベントになるし、来客にふるまえばとても感心されるといいます。

もちろん家庭用の鉄板焼きプレートを使っています。

彼のように自慢できる得意料理をひとつでも持っておいて、ホームパーティなどでふるまうのも、テストステロン値を上げるうえではよい方法です。家族や仲間の前で得意料理を披露するのも有効と考えられます。

次章では、いよいよ何を食べればテストステロンを増やせるのか、具体的に食材や調理法を挙げて説明していきます。この本のもっとも大切な核心に迫っていきます。

第4章

テストステロンを食習慣で無理なく増やす7つの工夫

内田奈々

「テストステロン×健康　かけ算料理」のすすめ

加齢とストレスで、否応《いやおう》なしに下がってしまうテストステロンの数値。

これは現代を普通に生きているだけで、どんな人にも起きてしまう現実です。なぜなら誰しもが日々年をとり、社会活動を行えばかならずそこにはストレスがともなうから。

しかし、テストステロンの下降のカーブを少しでもゆるやかにし、または上昇させる方法があります。しかも、さほど難しいことではありません。

それが、「食事」です。

いつもの「あなたの食習慣」に少し工夫を加えるだけで、からだの中で減りつつあるテストステロンを増加に転じることができるかもしれないのです。

この章では、テストステロン値を上げるための「食習慣の７つの工夫」について記します。

本書ではテストステロンを増やす効果が期待できる食材をメインディッシュに、それをソースなどと一緒に口にすることで、さらにテストステロンを増やしたり、他の健康効果をプラスできるレシピを提案しました。

つまり「テストステロン×健康　かけ算料理」です。私の店「ななかぐら」で提供している料理をもとに、プロとしてのおいしく食べるための工夫も加えています。

あなた自身、もしくはパートナーが無理なくできそう、と思ったことをぜひ取り入れてみてください。

また、どの季節でも無理なくつくれるように、ひとつの食材にこだわることなく、同じ効果が期待できる食材を幅広く選べるようにもしています。

さまざまな食材を選び、食環境のバリエーションを豊富にしながら、ゆっくりとあなたの体内のテストステロンが上昇カーブを描くことをイメージしましょう。

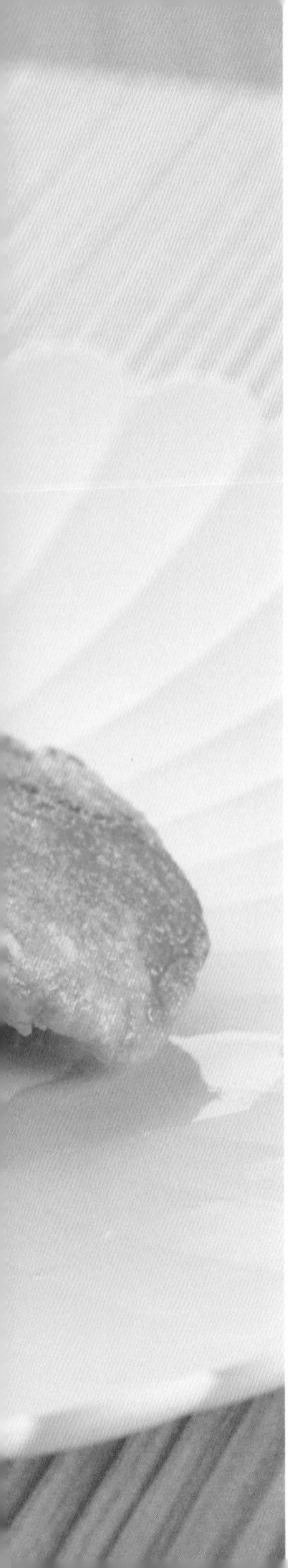

骨をつくる

ビタミンD
サケのカリカリ焼き

×

カルシウム
きのこと小松菜のカルシウムディップ

材料とつくり方　P117-119

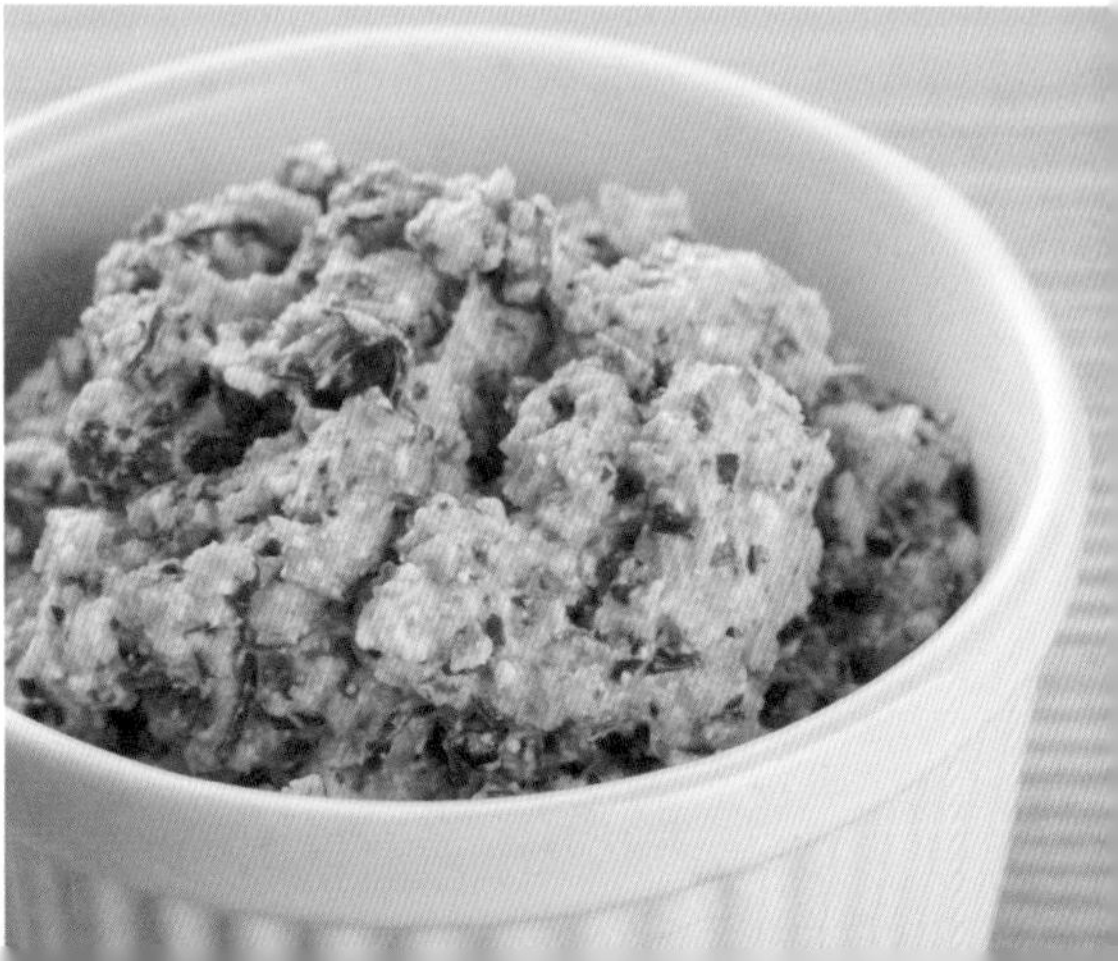

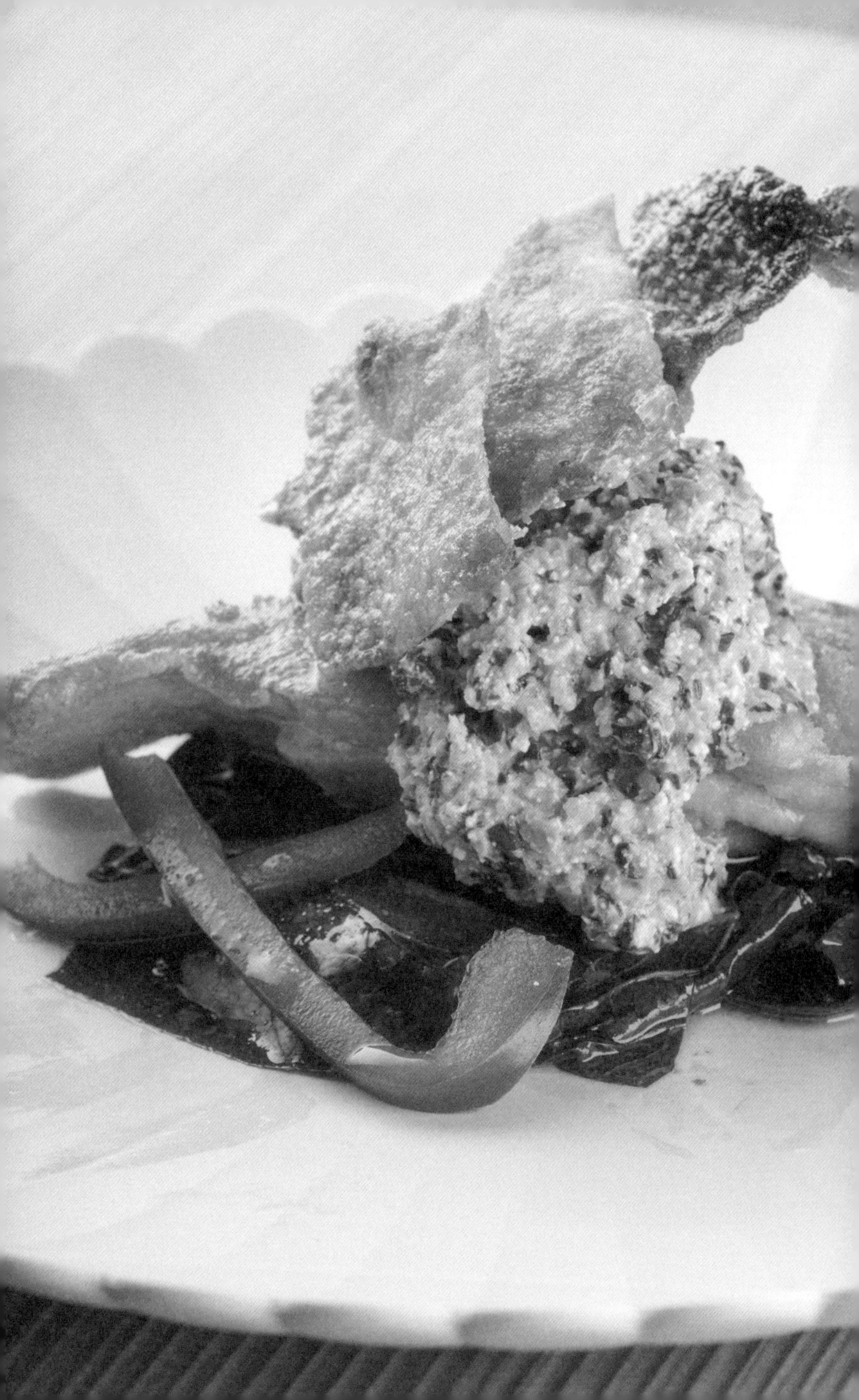

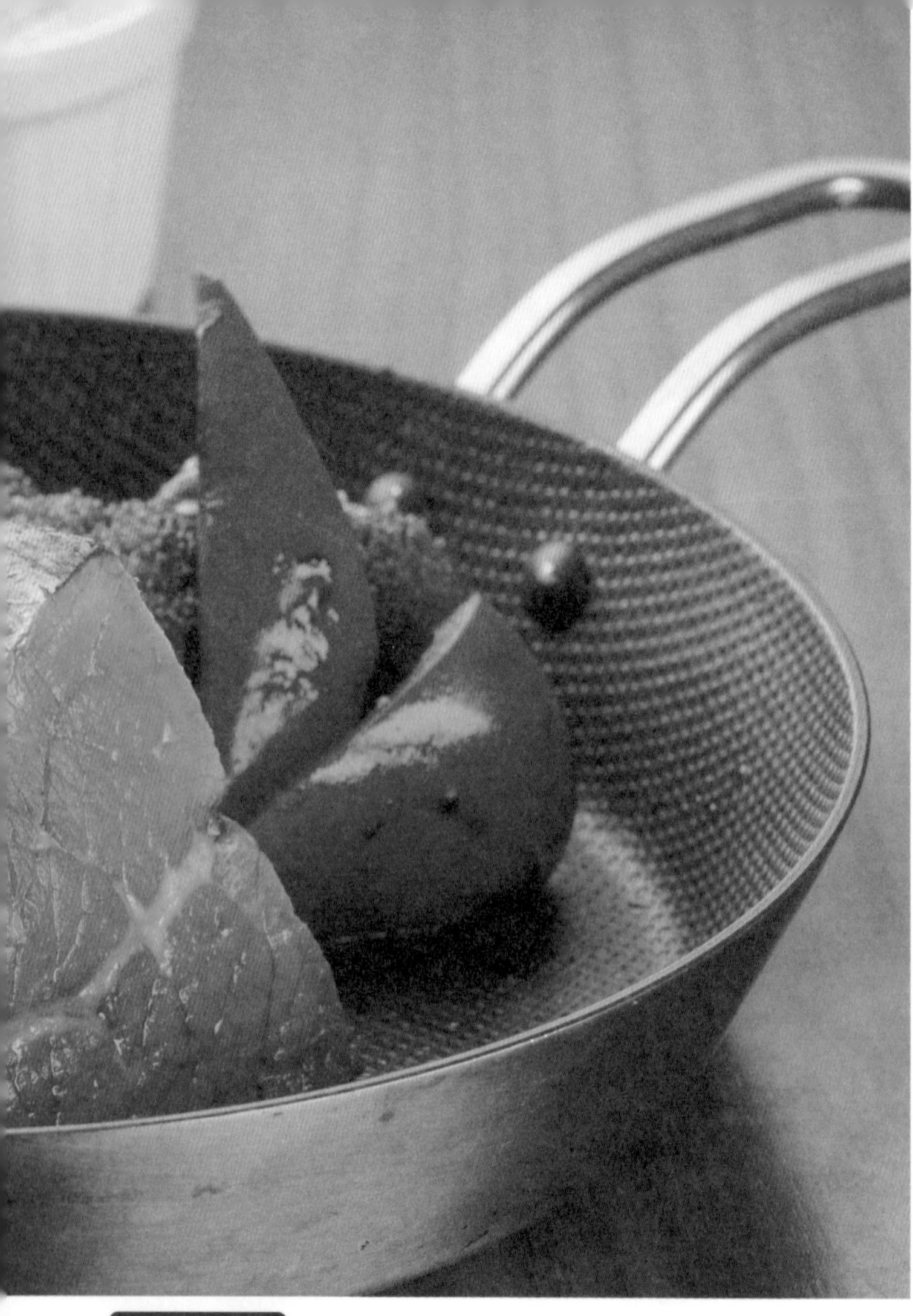

筋肉増強

カルニチン
赤身肉のステーキ

×

シトルリン
筋肉増強ザジキソース

材料とつくり方　P 123-125

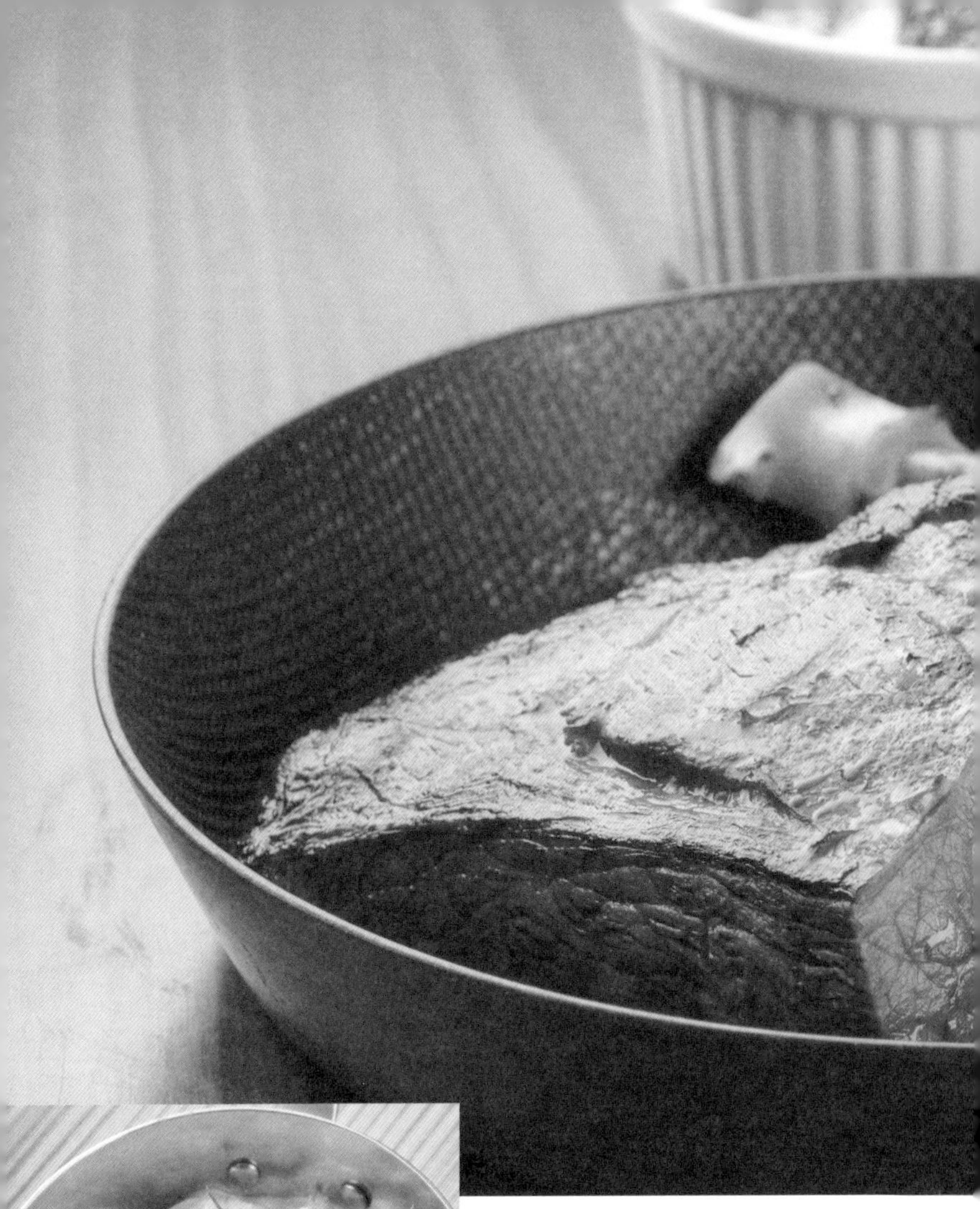
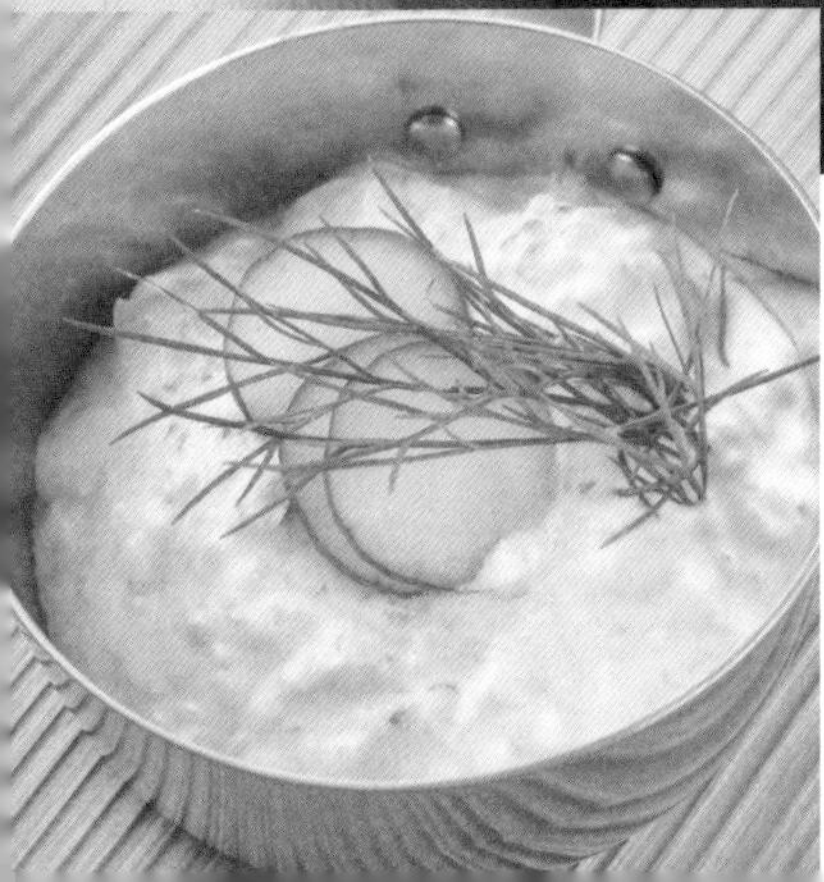

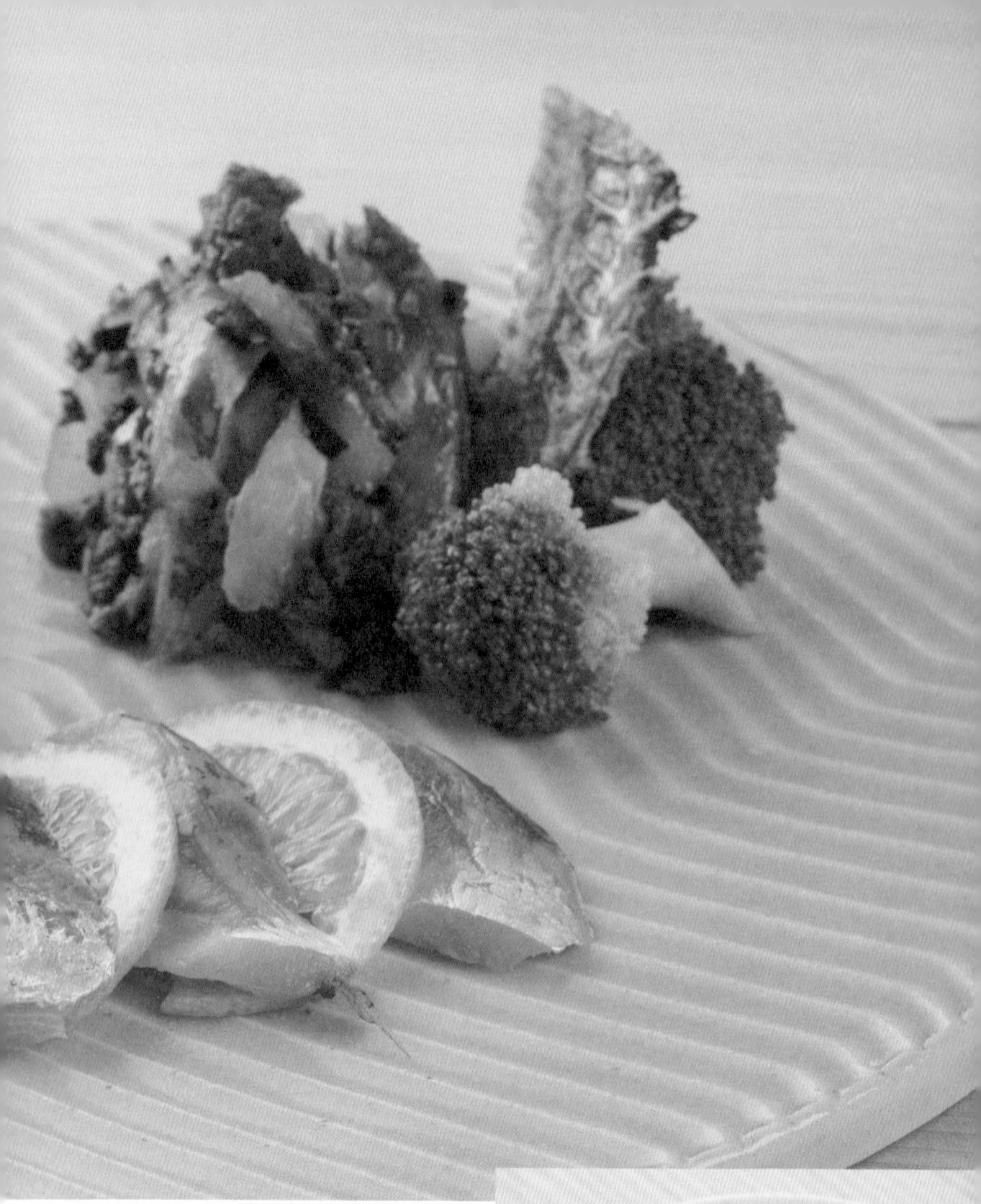
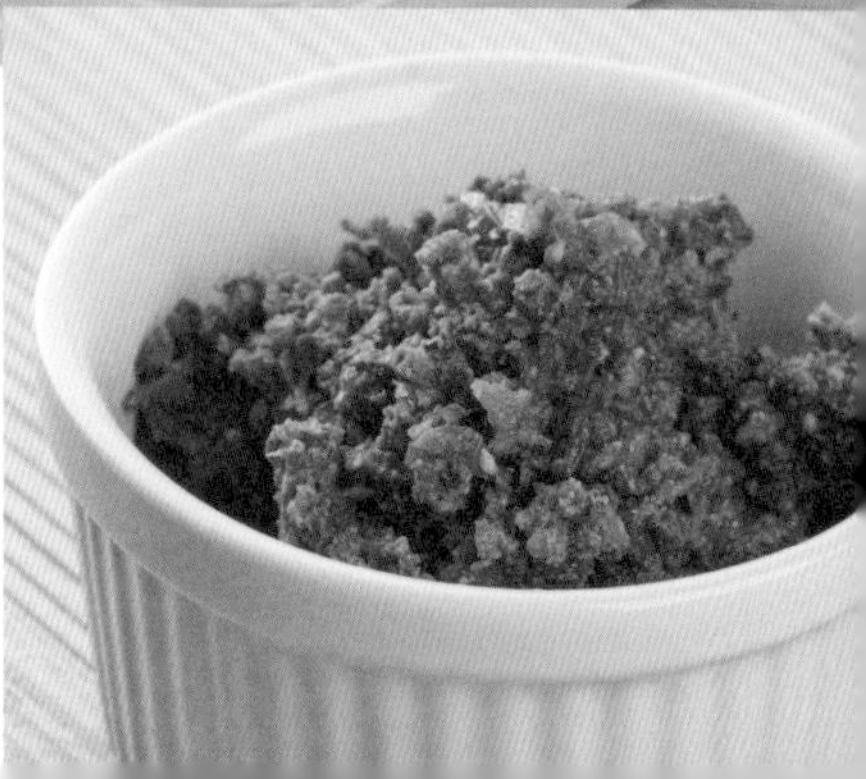

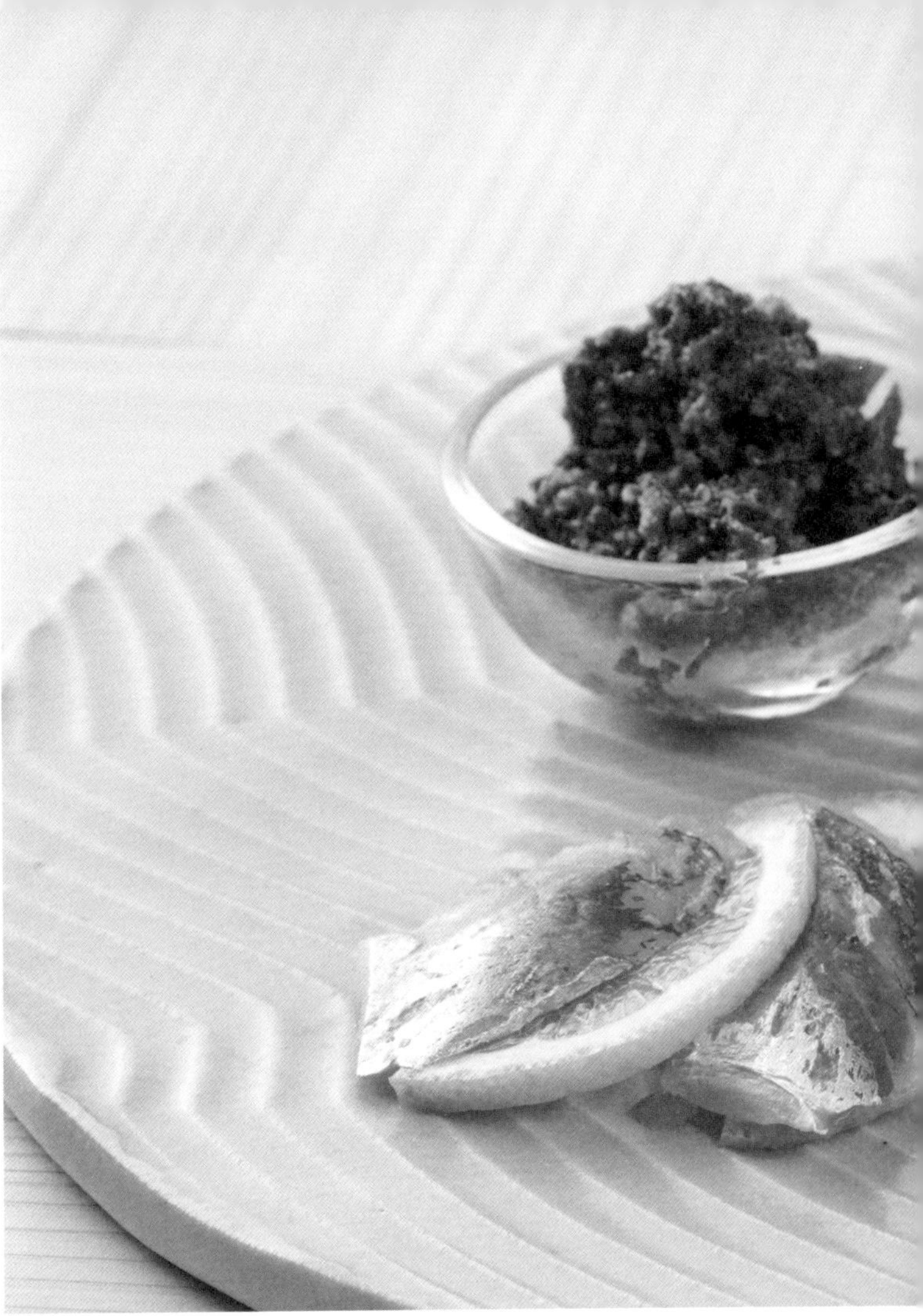

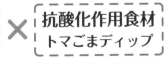

脳細胞を活性

DHA・EPA
旬の魚の刺身

×

抗酸化作用食材
トマごまディップ

材料とつくり方　P130-131

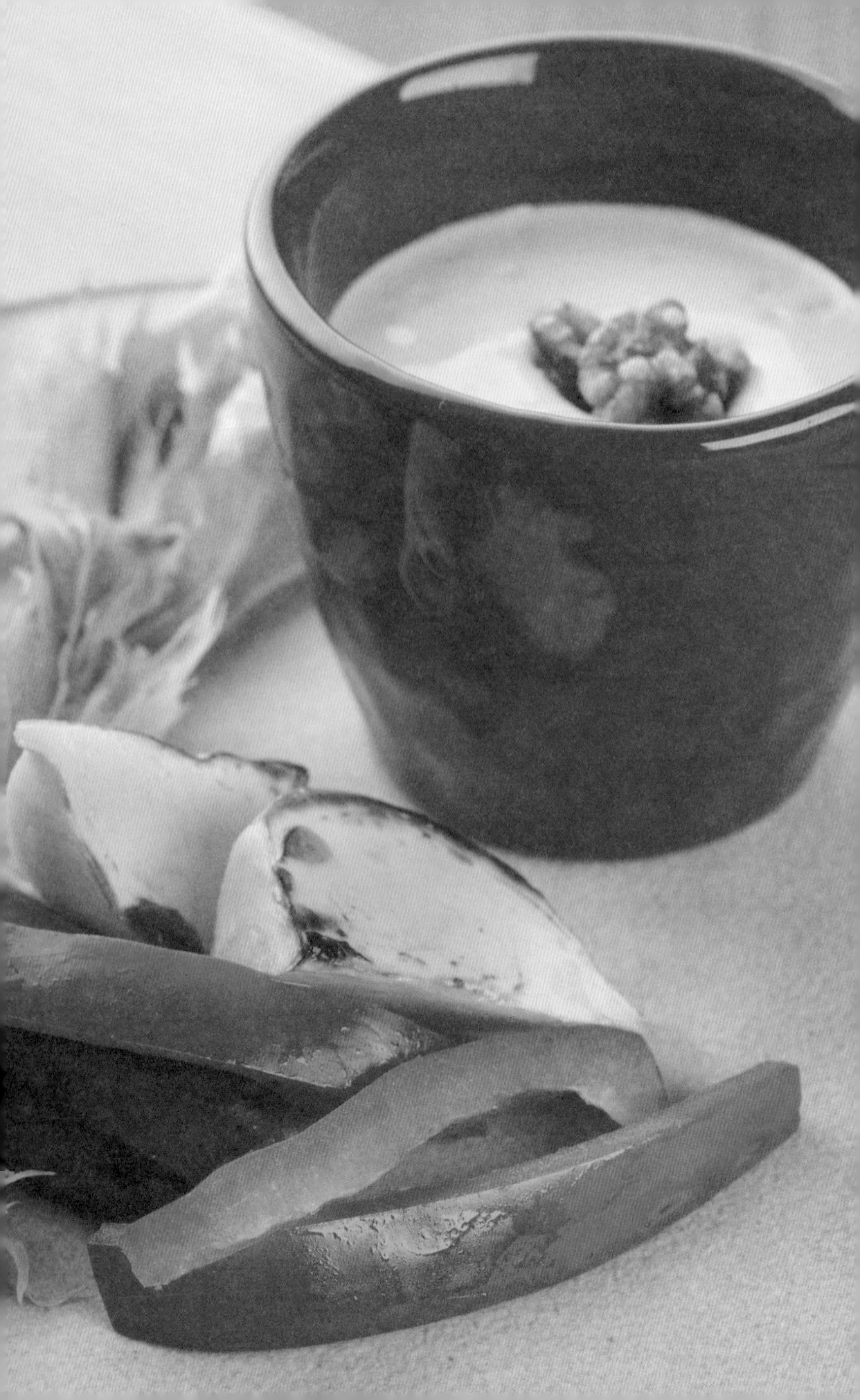

美肌をつくる

ビタミン・食物繊維
旬の野菜

×

良質の油
豆腐のくるみディップ

材料とつくり方　P135-136

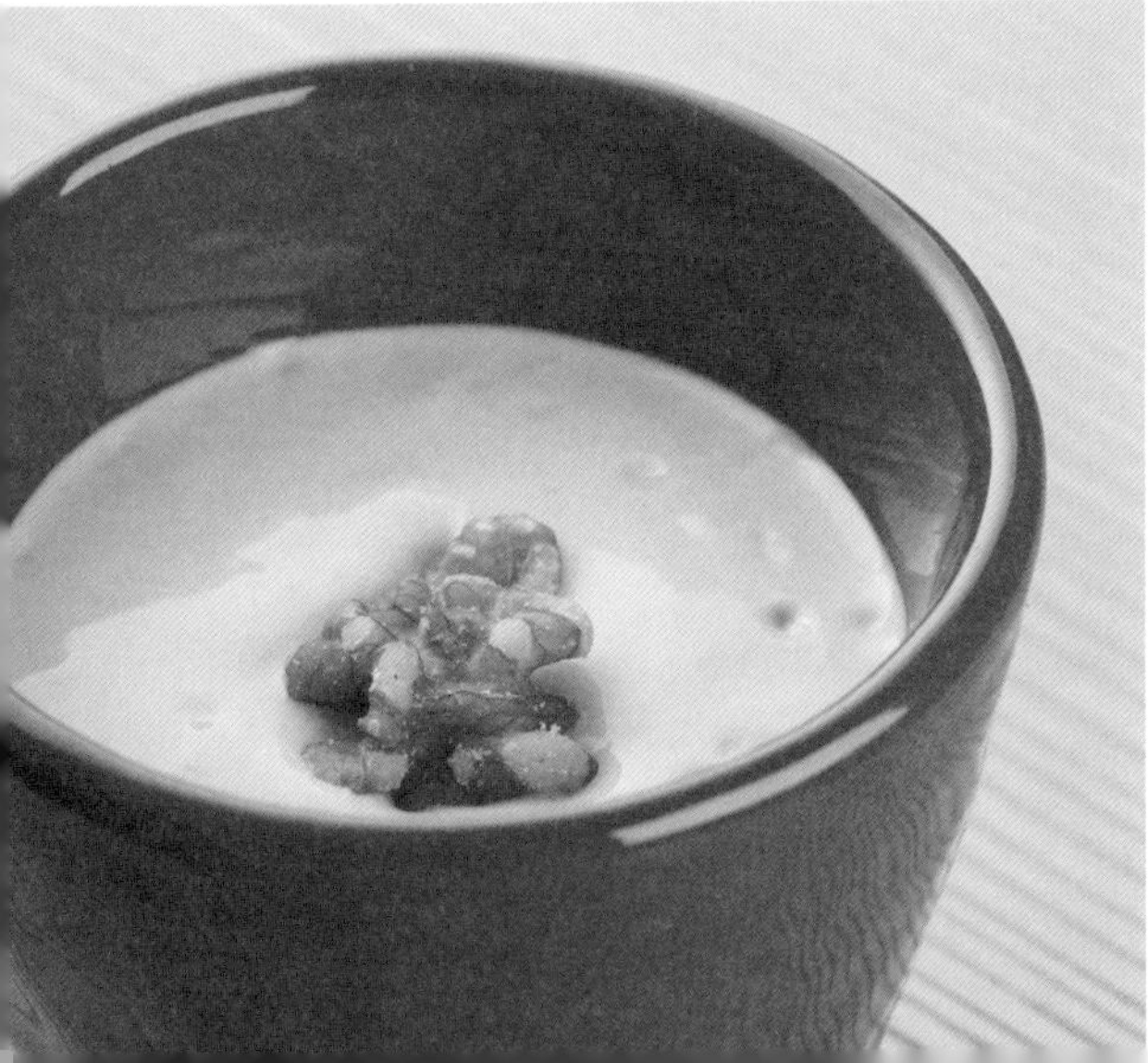

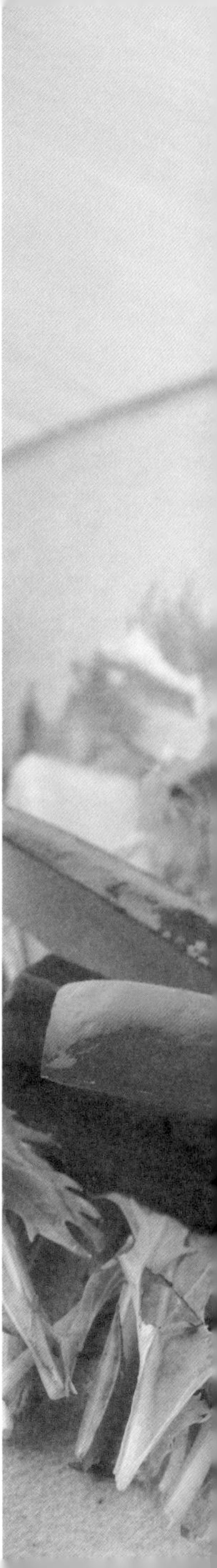

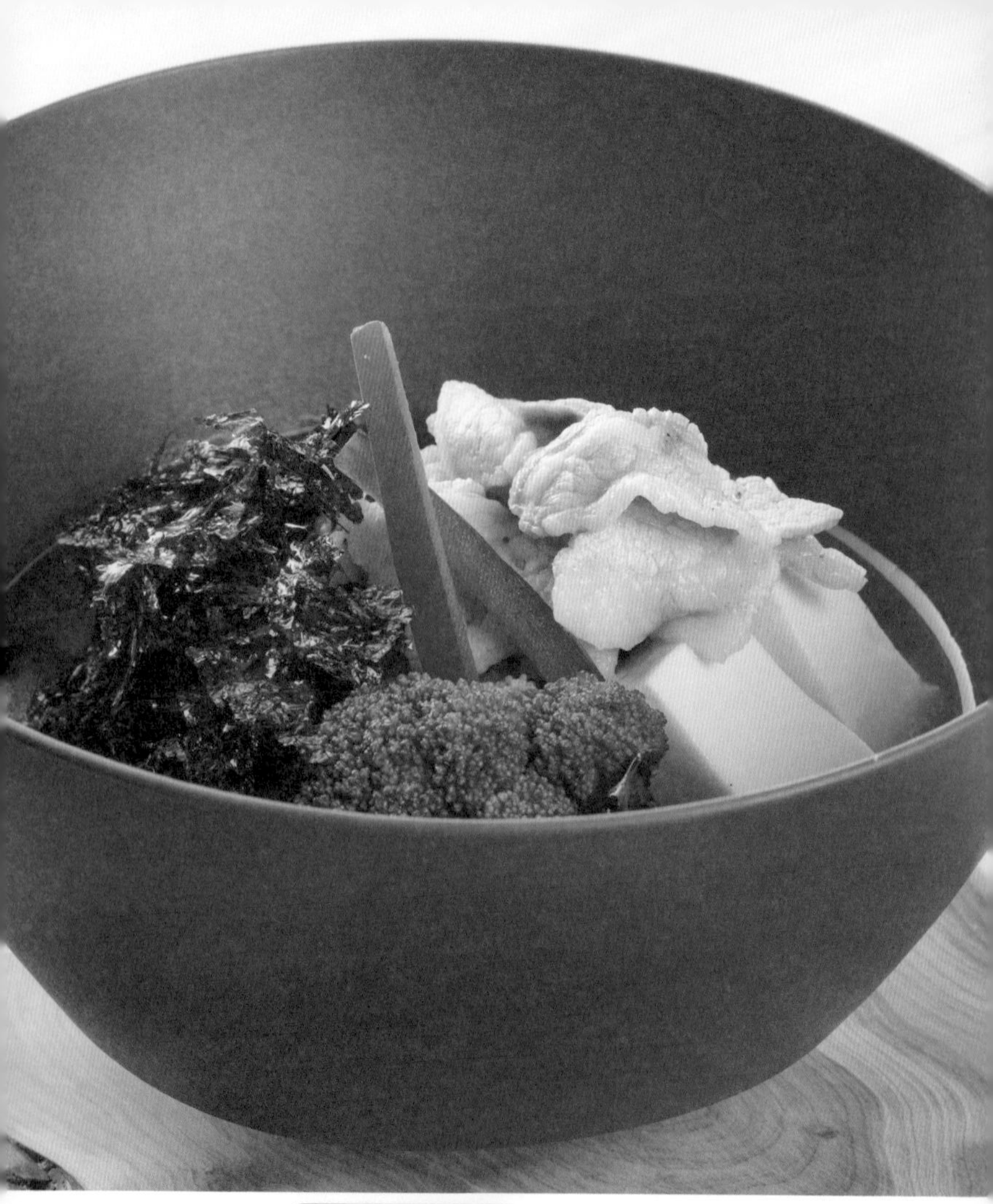

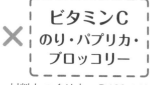

血管年齢を若く

亜鉛
亜鉛豚汁

×

ビタミンC
のり・パプリカ・ブロッコリー

材料とつくり方　P139-140

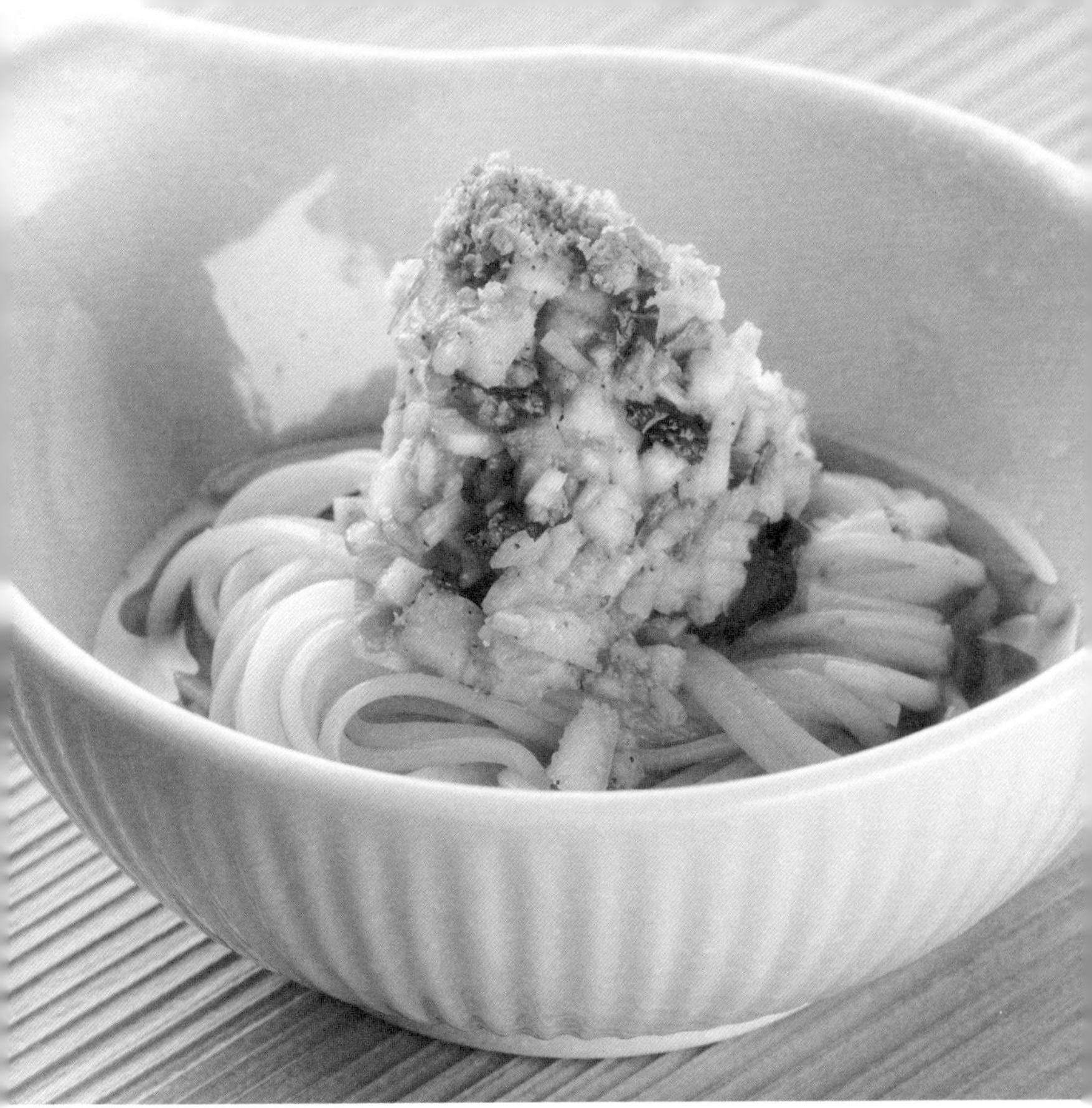

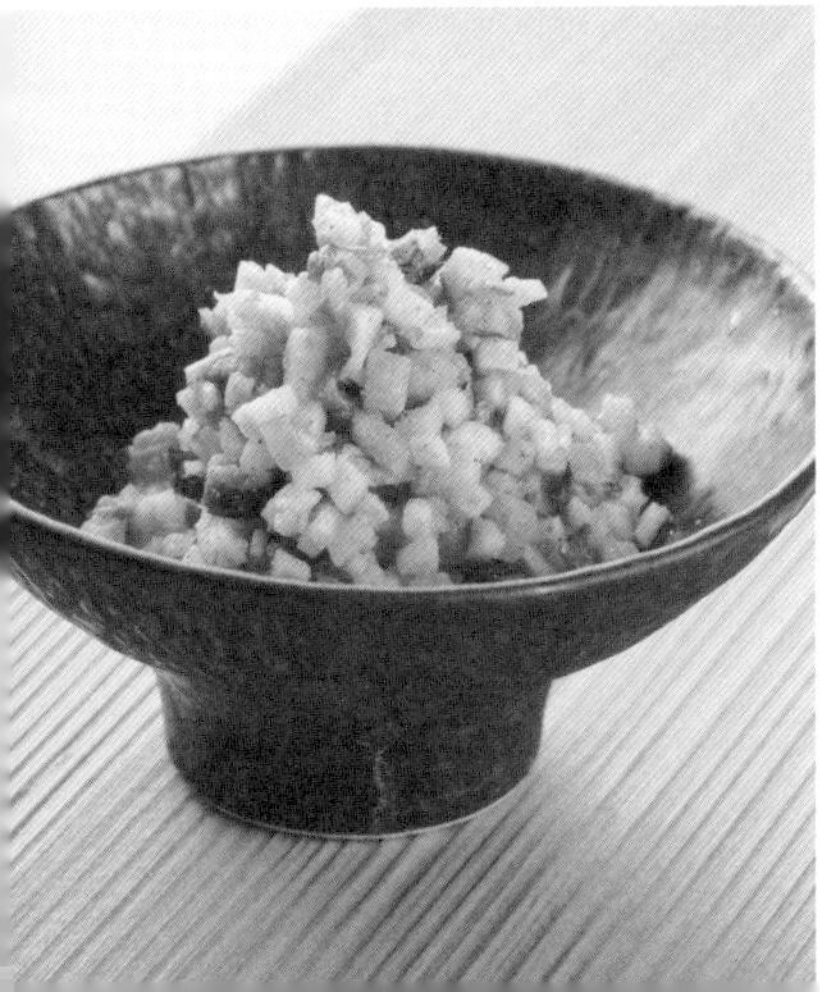

からだのサビをとる

イソキオシアネート
ピリ辛薬味だし

×

ビタミンC
レモン

材料とつくり方　P 143-144

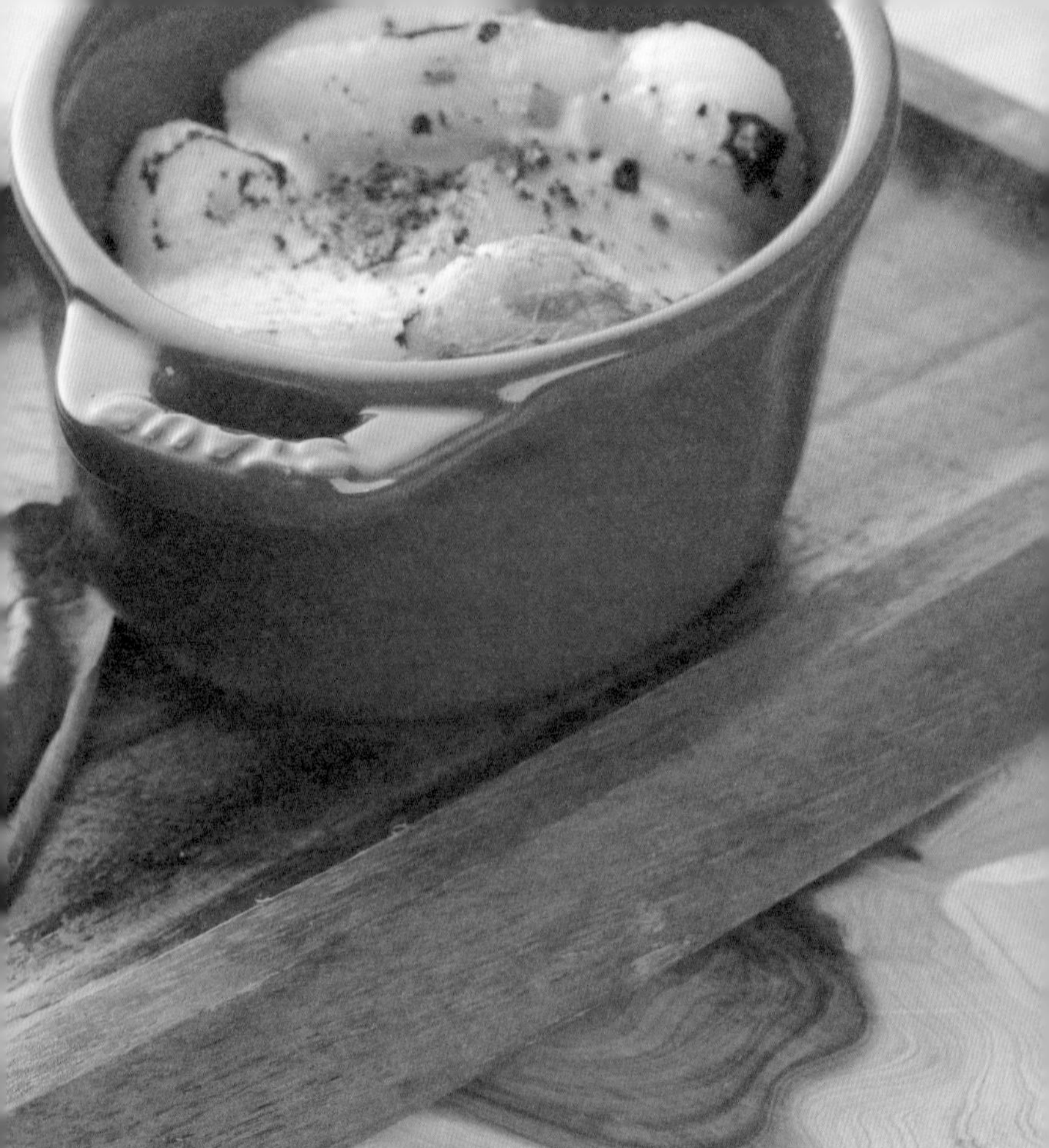
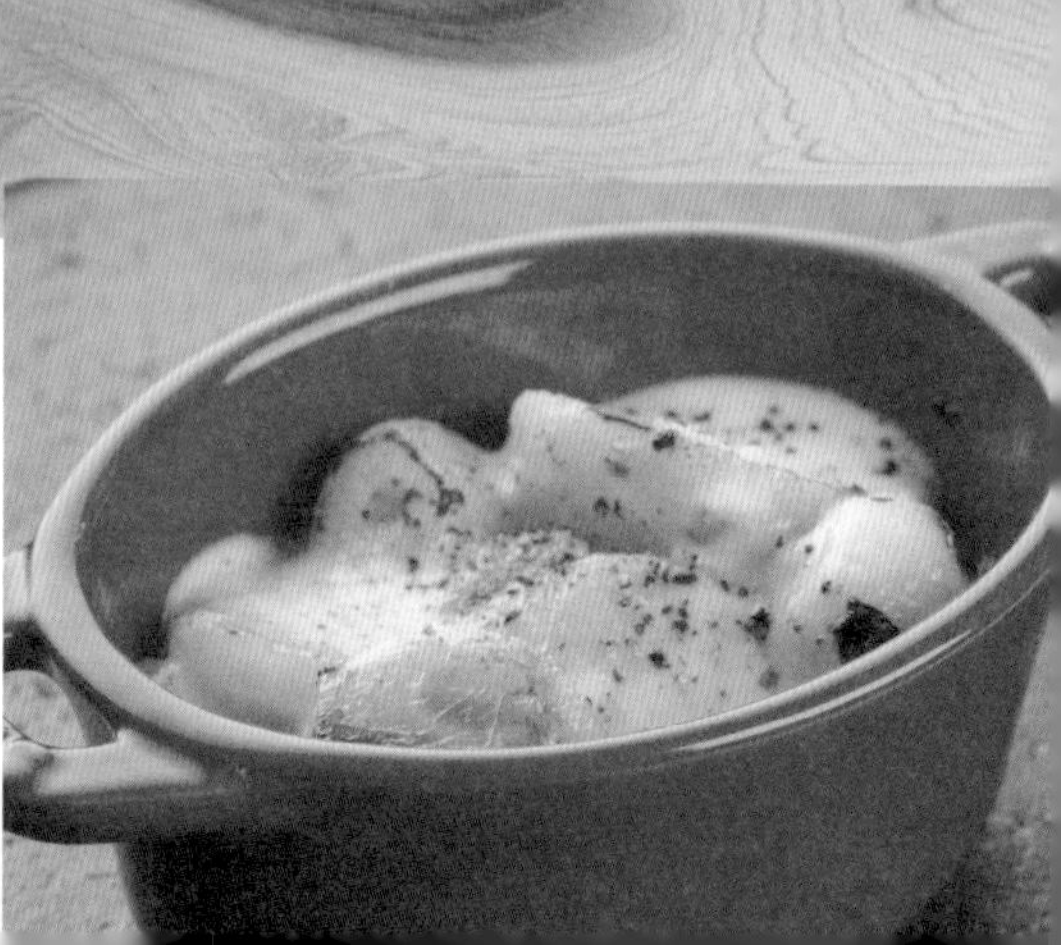

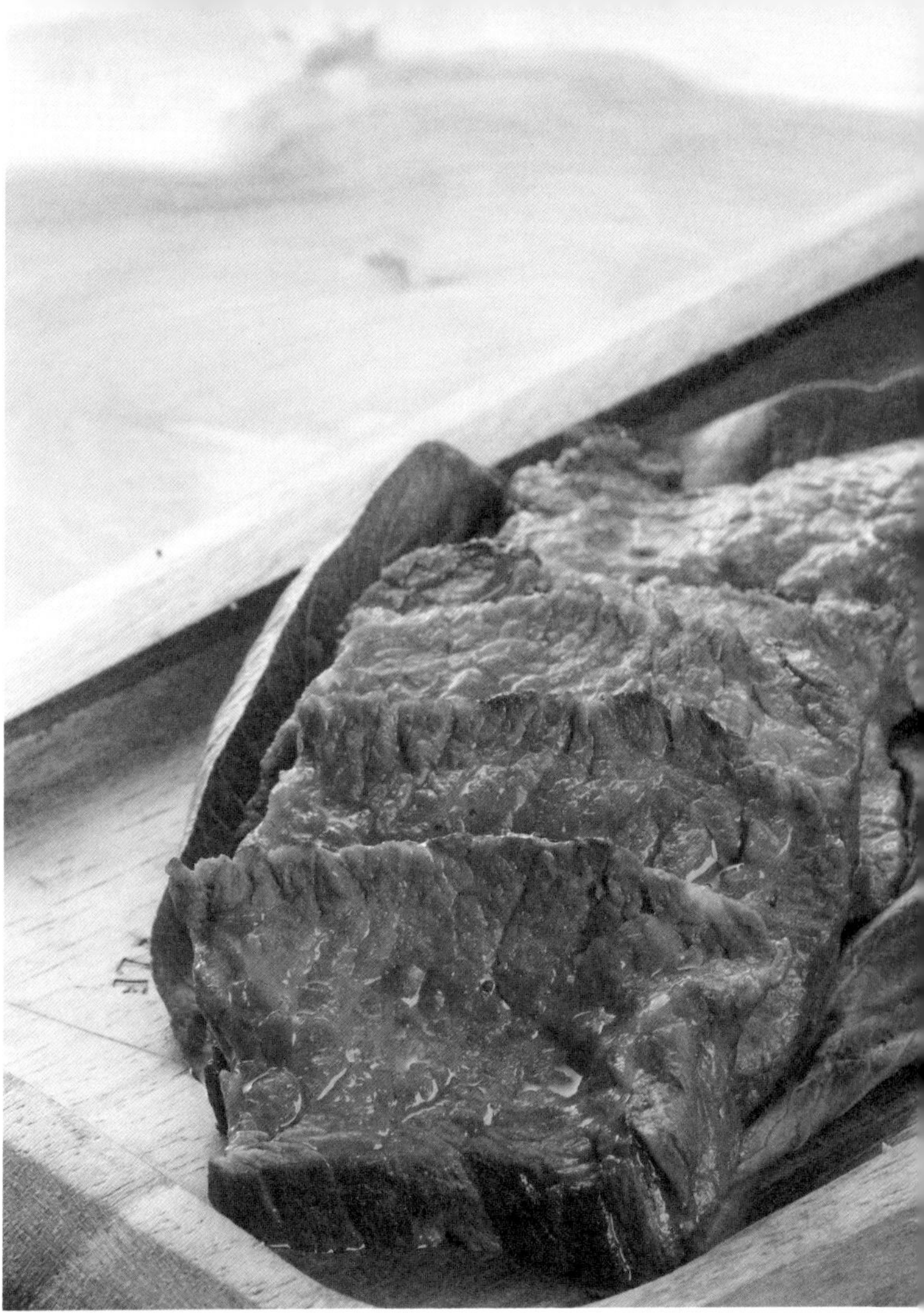

疲労回復

ビタミンB1
肉料理

×

アリシン
アリシングラタン

材料とつくり方　P 147-148

最強の「ちょい足しディップ」たち

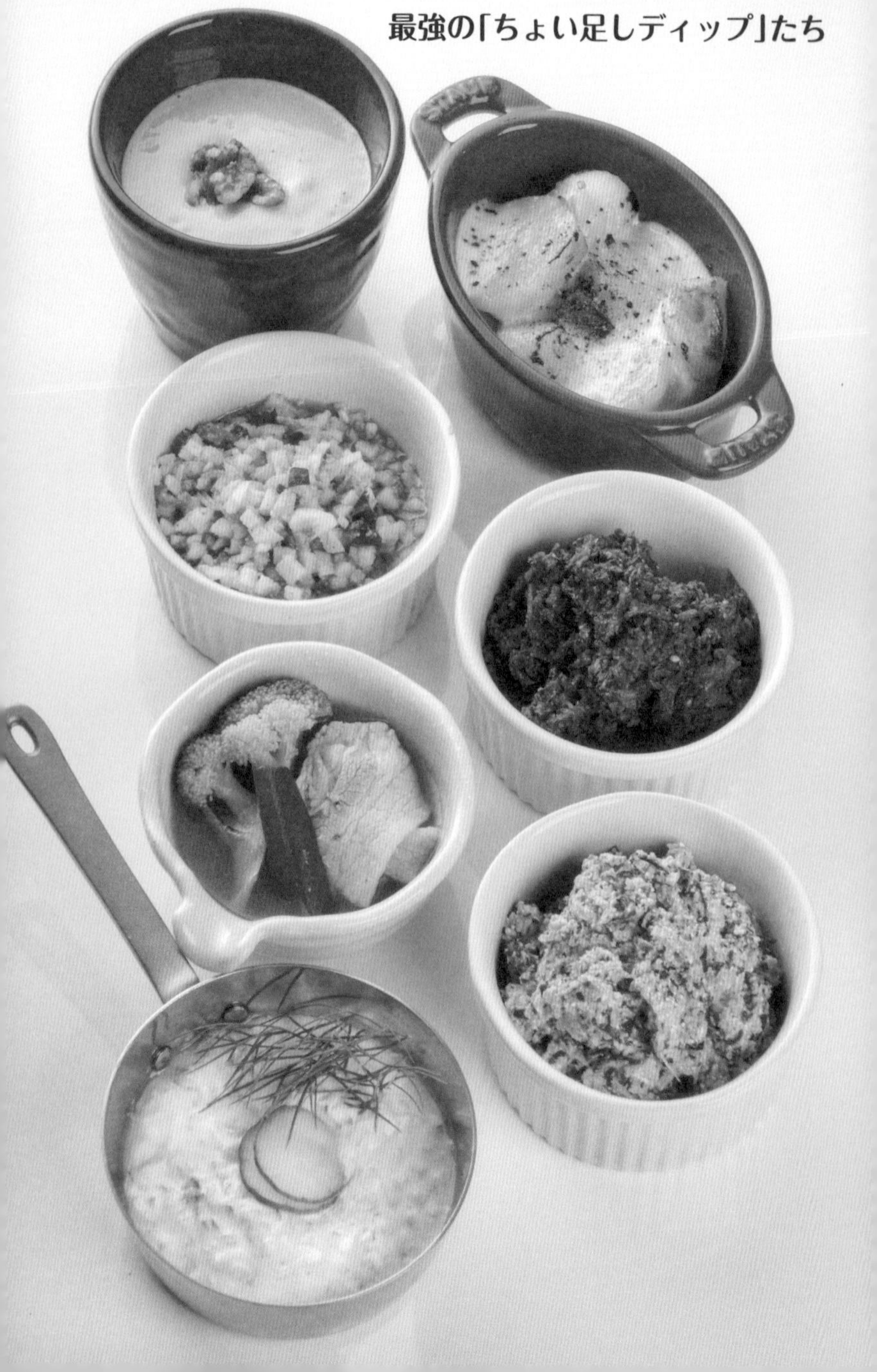

内田奈々が創作する食の世界

あなたの身のまわりにある「食べ物」について思い出してみましょう。

現在、簡単に食べられる加工食品や精製された食品が数多く流通しています。スーパーに並ぶ食材の大半は〝おいしくて〟〝食べやすく〟〝見た目が美しく〟〝長持ちする〟ことを追求しています。多忙な現代人のニーズに沿って、効率よくおいしい食事を摂取できるようになっているのです。

私は過去にコンビニエンスストアチェーン本社の社員として、商品開発に携わっていた時期がありました。多くの関係者の努力によって脳の欲求を満たす商品が次々誕生し、支持されてきました。

業界を離れて20年近くになりますが、今でもコンビニやスーパーの商品やお惣菜を見るたびに、そのクオリティとコストパフォーマンスの高さに敬服します。

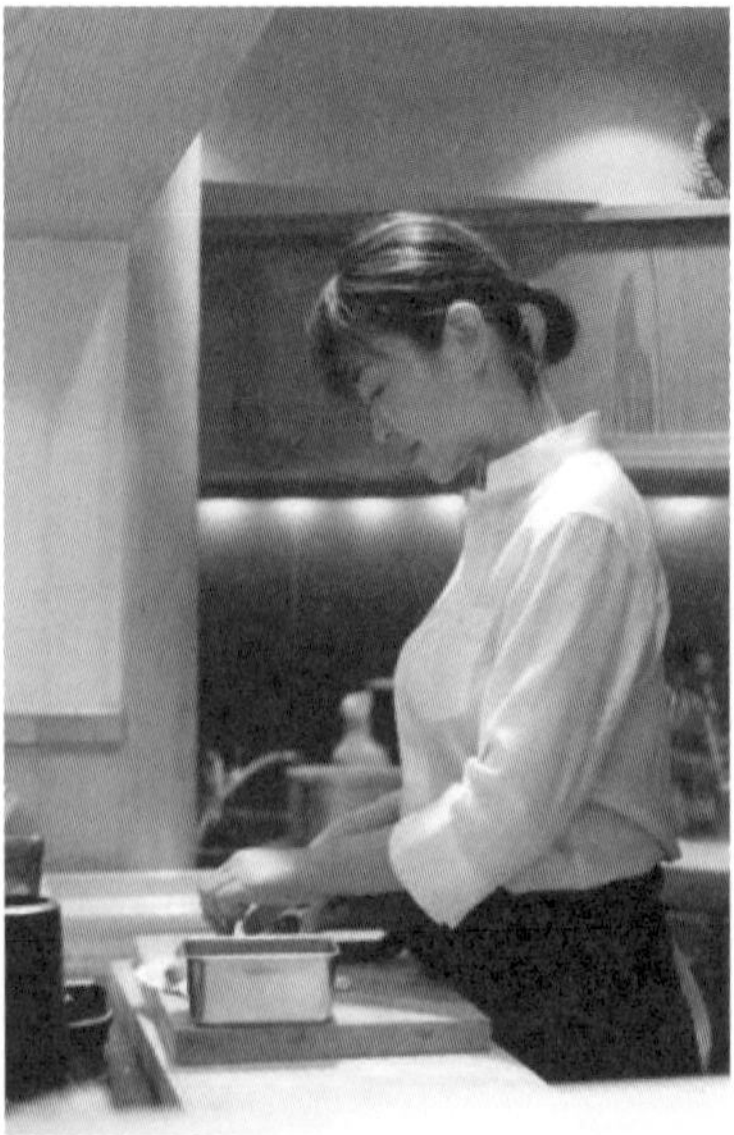

ですから、料理人と研究者という立場になった今でも「加工食品はNG」とお伝えするつもりはありません。大切なのは、私たちのからだをつくっている食べ物の情報と価値を正しく知り、自分が理想とするからだをつくるための食べ物をセルフコーディネートすることだと考えています。

私たちが口にしているものは、食べ物として生まれたものではありません。

ほとんどの食材は、植物や動物からすれば、自ら生きるための「生態構造」です。野菜の皮や種も私たちにとっては食べにくかったり、不要だったりするかもしれませんが、それらすべてには存在する理由があります。

たとえば米。加工技術が進む前は、皮や胚芽《はいが》も食べていましたが、現在は白米が主流ですね。取り除いたほうがおいしいと感じる人が多いからです。しかし、口ざわりや匂いによって取り除かれた糠《ぬか》と呼ばれる部分には、果皮、種皮、糊粉層《こふんそう》、胚芽など何層もの栄養を蓄えた部分が含まれています。

米に限らず、今はほとんど食べなくなってしまった皮の部分に栄養を蓄えている食材は多いのです。

自分のからだの声を聞きましょう。〝噛《か》みごたえがあって腹持ちがよさそう〟〝ちゃんと栄養のある部分を摂取してからだが喜んでいるな〟〝食物繊維をいつもより多く口にしたから、腸がきれいになりそうだな〟とイメージする。そんな意識を持つことが、健康維持には大切だと考えています。

1 ビタミンDを摂取して テストステロンの分泌を増やそう

食習慣の工夫➡魚はサケ、皮も食べる

なぜテストステロンを増やすためにビタミンDが大切なのでしょうか?

ビタミンDは骨をつくるのに欠かせない栄養素で、カルシウムの吸収を促して骨粗しょう症を予防します。また筋肉の維持にも効果がありますが、ビタミンDが不足すると、テストステロン値も低下してしまいます。

ビタミンDが豊富な食材の代表がサケです。ビタミンDの含有量はサケ100gあたり32μg(μg=マイクログラムは1gの100万分の1)。成人の1日の必要量が2・5μgですから、サケ一切れで十分補うことができます。

ただし、大切なポイントがあります。それは〝皮までしっかり食べること〟。じつ

は皮の部分に多くビタミンDが含まれているので、残さず食べることが大切です。しかし、皮は鱗《うろこ》がついていて、口ざわりが悪いから苦手という方、いらっしゃいますよね。私もその一人です。

とくに塩漬けのサケは鱗の処理をせずに加工していることが多いのです。そんなときは、次の方法を試してみてください。簡単においしく食べられておすすめです。

①生の状態

皮目をこすってみて一方向にざらざらしていたら鱗がついている証拠。包丁やスプーンでこそげ取りましょう。

また、皮目にだけ軽く熱湯をかけると鱗がはがしやすくなります。えーい！面倒くさい！と思ったら皮をはがして②の方法を試してください。

②火を入れた状態

無理に食べずに、皮目をはがしてレンジでしっかりチン！　カリカリにすることで、香ばしくおいしく食べられます。

手づくりの皮せんべいです。

流れ出た脂《あぶら》やゼラチン質も栄養がたっぷりですから、捨てずに絡めて食べましょう。

ビタミンD編【テストステロン×健康 かけ算料理】
サケのカリカリ焼き×きのこと小松菜のカルシウムディップ

せっかくビタミンDを摂取するなら、カルシウムと一緒にとるのが効果的です。年齢とともに骨密度が低下しやすい女性には積極的に取り入れてほしいです。

脂の少ないサケは、火を入れすぎるとぱさぱさしがち。

焼き方をひと工夫して、ディップを添えるだけでワンランク上の食事に早がわりします。カルシウムディップは保存できて、魚、肉とも相性のよい、組み合わせが広がるテストステロンアイテムです。

サケのカリカリ焼き

▼材料（1人前）

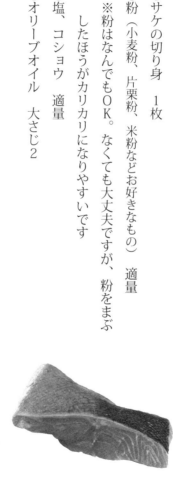

●サケの切り身　1枚
●粉（小麦粉、片栗粉、米粉などお好きなもの）　適量
※粉はなんでもOK。なくても大丈夫ですが、粉をまぶしたほうがカリカリになりやすいです
●塩、コショウ　適量
●オリーブオイル　大さじ2

▼つくり方

①サケの切り身は皮と身に分けて、塩、コショウをふり、粉をまぶしてしっかりはたく

②フライパンにオリーブオイルを入れ、中火でサケと皮を両面焼く
③こげ色がつきはじめたら弱火にして、皮はパリパリになるまで焼く
④皿に盛り、カルシウムディップを添える

きのこと小松菜のカルシウムディップ

▼材料
●小松菜　1／2束
●カッテージチーズ　100g
●乾燥きくらげ（水で戻しておく）10コ程度
●ニンニク　1片
●種なしグリーンオリーブ（瓶入り）　1／2瓶（80g）
●オリーブオイル　大さじ3

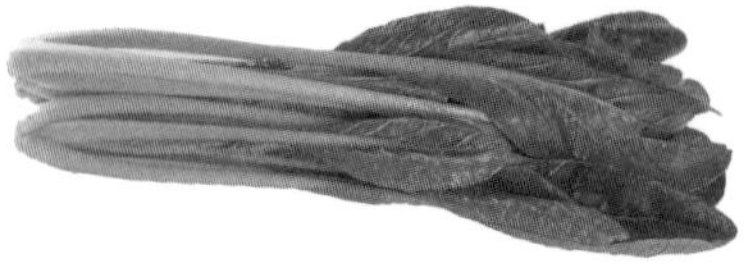

▼つくり方

①小松菜を沸かしたお湯に入れ、茎が軟らかくなるまでゆでたら水に通して冷まし、よく絞っておく
②ニンニクは皮をむき、軟らかくなるまでレンジや鍋でゆでて火を通す
③小松菜、ニンニク、きくらげ、カッテージチーズ、オリーブ、オリーブオイルをフードプロセッサーに入れてペースト状にする
④味が足りなければ塩を適宜入れ、瓶詰めしたら出来上がり

冷蔵庫で３〜４日持ちます。きのこは他の種類でもＯＫですが、水分が出やすいためしっかりフライパンで乾煎《からい》りして水分を飛ばしましょう。水分が多いと劣化しやすく保存期間が短くなりますのでお早めに！

●ビタミンDが豊富な食材

魚：サケ、マス、かじきマグロ、にしん、うなぎ、サンマ、イサキ、コイ
きのこ：しいたけ、きくらげ、まいたけ　など

2 たんぱく質&カルニチン(アミノ酸)で筋肉や骨をつくろう

食習慣の工夫➡毎食、赤身の肉を食事に加える

なぜテストステロン値のアップに筋肉が大切なのでしょうか?

テストステロンは基本的に、たくましい筋肉や骨をつくるホルモンです。そして、筋肉が増えれば、その筋肉からさらに多くのテストステロンが分泌され、筋肉や骨をつくってくれるのです。

たんぱく質は言わずと知れた「筋肉」を形づくるための重要な栄養素。これが不足すると、たとえ運動したとしても筋肉の成長および維持はできません。

筋肉は「合成」と「分解」を繰り返していますが、たんぱく質が5~6時間、体内に入ってこないと分解が進んでしまう仕組みになっているからです。

だからこそ、毎回の食事で少量でもたんぱく質をとることはとても重要です。そして、肉に多く含まれるカルニチン（アミノ酸の一種）は脂肪酸の代謝を促進し、中性脂肪や脂肪酸を燃焼する働きがあることから、ダイエット効果も期待されています。

赤身の肉は、脂肪分が少なくたんぱく質が豊富なため、毎食とるにはうってつけの食材です。含まれるカルニチン量でいうと、馬肉、鹿肉、羊肉、牛肉の順に多いことがわかっています。

普段は手軽に買うことができるなるべく脂の少ない牛の赤身肉を意識して摂取し、外食や旅行先ではカルニチンの多い馬肉、鹿肉、羊肉にもチャレンジしてみましょう。

たんぱく質&カルニチン編【テストステロン×健康 かけ算料理】
赤身肉のステーキ×筋肉増強ザジキソース

ザジキはギリシャの伝統的なソースです。ヨーグルトがベースですが、さっぱりしたタルタルソースのような味わいで、揚げ物や肉、魚、野菜のディップとしても大活躍してくれるソースです。

ギリシャではこのソースをきゅうり、ニンニク、ヨーグルトでつくるのが定番。私もお店で牡蠣《かき》フライを出すときなど使用しています。

じつはこのきゅうりとニンニクに豊富に含まれている「シトルリン」という成分がポイント。この成分もアミノ酸の一種で、これを摂取することで成長ホルモンの分泌を促し、筋肉量の増加が期待できるのです。

ヨーグルトの水気を切るのに時間がかかりますが、夜寝る前や朝に冷蔵庫で水切りをしておけば、料理するときにはもう出来上がっています。

このときボウルに落ちる水分は〝ホエー（乳清）〟です。良質のたんぱく質ですから、捨てないでください。酸味があるので、喉《のど》が渇いているときに冷やして飲んでみてください。

水分が少なくなったヨーグルトはそのまま食べても生チーズのようなおいしさです。ザジキは数日間保存できますが、野菜の水が出てきたら傷む原因となるので、キッチンペーパーなどでこまめにとりましょう。

赤身肉のステーキ

▼材料

- お好きな赤身肉の塊（内もも肉がおすすめ）
- 旬の野菜
- 塩、コショウ　適量

▼つくり方

①お好きな赤身肉に塩、コショウをふり、塊のまま野菜と一緒に調理する

体調や気分しだいで、焼いても、蒸しても、ゆでてもOKです。ただし、赤身肉は固くなりやすいため、火の通

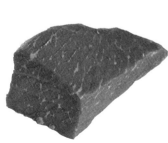

しすぎに注意しましょう

②食べやすい大きさにカットし、ザジキソースを添える

筋肉増強ザジキソース

▼材料

●きゅうり（スイカの白い部分、とうがんやゴーヤでも可）
1～2本

●ニンニク　1片

●無糖ヨーグルト　200g

●塩　適量

●オリーブオイル　大さじ1

※あれば、クミンシード（スパイス）、ディル（ハーブ）

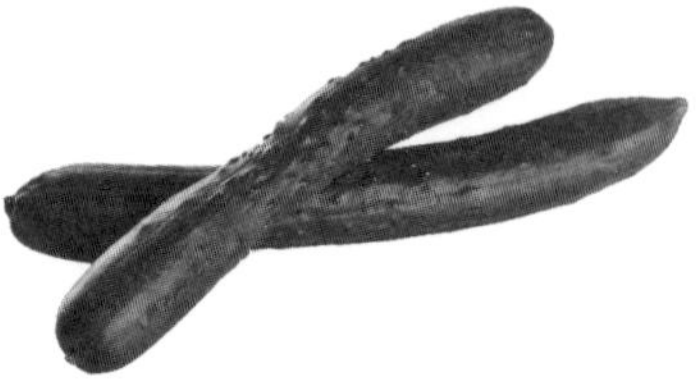

▼つくり方

①ボウルにザルをのせて、ザルの上にキッチンペーパーを敷き、その上からヨーグルトを水分ごと入れる

※ラップをして冷蔵庫で6時間から1日寝かせます。ボウルに水分（ホエー）がたまるので、こまめに取りましょう

②きゅうりは歯ごたえが残る粗みじん切りにして、軽く塩をふり、2〜3分置いた後に水気を絞る

③ニンニクはできるだけ細かくみじん切りにする

④ボウルに、①のヨーグルト、②のきゅうり、③のニンニク、オリーブオイルを入れてよく混ぜ、塩で味を整える

※あれば、クミンシード、ディルなどのお好みのスパイスやハーブも刻んで入れましょう

⑤容器に移して冷蔵庫で保存。水分が浮いてきたらこまめにキッチンペーパーで取り除く

●その他シトルリンが豊富な食材

ウリ科の果物、野菜（スイカ、メロン、とうがん、ゴーヤ）

スイカにはとうがんの10倍（１００gあたり１８０mg）含まれています

3 DHA・EPAを摂取してテストステロンをつくる脳細胞を活性化しよう

食習慣の工夫➡青背の魚を積極的に食べる

なぜDHA（ドコサヘキサエン酸）やEPA（エイコサペンタエン酸）がテストステロンを増やすのにいいのでしょうか？

テストステロンが低下することで、抑うつや不安、不眠などのうつ症状が出る人もいますが、この気分障害の改善と関連するといわれているのがDHAやEPAです。

魚の脂に多く含まれるこれらの脂肪酸には、血栓《けっせん》の発生を妨げ、生活習慣病を予防する働きがありますが、テストステロンにとってのポイントとなるのは、脳細胞を活性化させる作用があることです。

テストステロン分泌の指令を出す脳細胞が活性化すれば、おのずとテストステロンの増加も期待できるのです。

またEPAを摂取すると「GLP－1」というホルモンの分泌が増えることがわかっています。GLP－1は通称「やせるホルモン」といわれているもので、インスリンの分泌を促し、血糖をコントロールして代謝を活発にすることから、最近、糖尿病患者の治療薬にも活用されています。

つまり、EPAをしっかり摂取することは、テストステロンの増加だけでなく体重のコントロールにもひと役買ってくれる可能性があるということです。

DHA・EPAはサバ、イワシなど青背の魚に特に多く含まれています。また、旬の時期になり脂がのってくると、いっそうその量は増えます。

旬の魚って何かしら?と思ったら、店の鮮魚コーナーに足を運びましょう。並んでいる魚の中で冷凍されていないものが旬のものです。

DHA・EPAを効率よく吸収するために、ビタミンE、リコピン、セサミンなど抗酸化作用のある食材と一緒にとりましょう。

ＤＨＡ・ＥＰＡ編【テストステロン×健康 かけ算料理】
旬の魚の刺身×酸化を防ぐトマごまディップ

ＤＨＡ・ＥＰＡは酸化しやすい成分です。

酸化とは、空気に触れることで物質に酸素が化合する反応。鉄が錆《さ》びるのと同じです。

ＤＨＡ・ＥＰＡが酸化すると本来のパワーを発揮できません。

そのため、その酸化を防ぐ抗酸化作用のある食材を一緒に摂取することが大切になってきます。

その食材をディップにしてつくっておけば、新鮮な魚や野菜に出会ったとき、すぐにおいしい一品が完成します。大きな声ではいえませんが、ワインのお供としても、とってもおすすめです。

旬の魚の刺身

▼材料

●旬の魚：ブリ、カンパチ、アジ、サンマ、サワラ、カツオ、マグロなど

▼つくり方

DHA・EPAは熱を加えることで、その量を大幅に減らしてしまいます。なるべく生の状態で食べるのが理想です

トマごまディップ

▼材料

●ドライトマト　10枚程度（60g）

●すりごま　大さじ3

●パプリカパウダー　大さじ1
●クミンパウダー　大さじ1
●種なしブラックオリーブ　1／2瓶（80g）
●レモン汁や酢　小さじ1
●オリーブオイル　大さじ3
※辛いのがお好きな方は、お好みでチリパウダー

▼つくり方

ドライトマトとブラックオリーブを細かく刻みます（またはフードプロセッサーにかける）。あとはすべての材料を入れて混ぜるだけ

容器に移して完成。表面にオリーブオイル（分量外）をディップがかぶるように注ぐと日持ちします。冷蔵庫で保存しましょう

4 からだにいい油を摂取してテストステロンの分泌を増やそう

■食習慣の工夫⬇ナッツ類などは自然の形で。精製油なら、えごま油、オリーブ油などを意識して加える

健康にいい食品として注目されているナッツ類にも、テストステロンを増やす効果があります。

なぜ木の実がからだにいいのかというと、三大栄養素に加えてビタミンやミネラルが豊富に含まれているからです。

とくに注目すべきは、オメガ3、6、9の脂肪酸。ナッツの種類によって含まれる分量は違いますが、たとえばくるみには、特に効能のすぐれたオメガ3系とオメガ9系の脂肪酸が豊富なのでおすすめです。

「オメガ」とは、脂質の主成分である脂肪酸の種類のこと。脂肪酸は飽和脂肪酸と不飽和脂肪酸に大きく分けられます。

「飽和脂肪酸」とは、肉や乳製品など動物性の固形の脂に多く含まれる脂肪酸で、牛肉や豚肉の脂身、バター、生クリームなどに多く含まれます。どれもこってりした旨《うま》みがあり料理をおいしくしてくれる脂なのですが、とりすぎることで血液中のＬＤＬコレステロールが増加し、循環器疾患のリスクを増加させるといわれています。

一方の「不飽和脂肪酸」は、常温では液状の植物油に多く含まれる脂肪酸です。これが「オメガ系」で、さらにα-リノレン酸とＤＨＡ・ＥＰＡ（127ページで触れました）を含む「オメガ3」系、リノール酸の「オメガ6」系、オレイン酸の「オメガ9」系に分類されます。

いずれもからだにいい脂肪酸なので、エネルギー源としても体調を整えるためにも有効です。なかでも「オメガ3」は、血液をさらさらにする、肌をきれいにする、脳の働きを活性化するなど、いくつもの効果が知られています。

積極的に摂取したいのは、先に述べたオメガ3脂肪酸が豊富なえごま油やアマニ油、オメガ6脂肪酸を含むごま油やグレープシード油、そしてオメガ9脂肪酸を含むオリーブ油などです。

テストステロンの分泌を増やすために脂質は不可欠です。ただし、脂質である以上、カロリーが高い点には気をつけなければなりません。精製された油はどれも大さじ1杯で100キロカロリー以上なのに対し、ナッツ類、たとえばくるみのカロリーはその約7割であるうえに、たんぱく質や食物繊維も摂取できます。

脂質を過剰に摂取して内臓脂肪が増えると、かえってテストステロン値が落ちてしまいますから、限られた量で摂取するならば、自分にとって適切な脂質を選ぶのが大切です。

からだにいい油編【テストステロン×健康 かけ算料理】

旬の野菜×良質の油がとれる 豆腐のくるみディップ

マヨネーズの主な原料は、油、卵、酢です。なかでも油はかなりの割合を占めていてカロリーが気になる方も多いと思います。

マヨネーズやタルタルソースが欲しくなったら、豆腐タルタルに切り替えてみましょう。植物性たんぱく質を手軽にとることができます。毎日食べる野菜にすこし食べごたえやコクがほしいとき、このディップを添えてみてください。

豆腐のくるみディップ

▼材料

- 木綿豆腐　1／2丁（200g　レンジで一度あたためて冷ましておく）
- くるみ　50g
- 卵黄　1コ分
- マスタード　大さじ2
- オリーブオイル　大さじ2

●塩　ひとつまみ

▼つくり方

ミキサーにすべての材料を入れて、くるみがペースト状になるまで混ぜます。

容器に入れて、冷蔵庫で3〜4日保存しましょう

5 亜鉛を摂取して テストステロンの分泌を増やそう

食習慣の工夫➡肉類プラスαが大切！

なぜ亜鉛《あえん》がテストステロンを増やすのにいいのでしょうか？

亜鉛には動脈硬化を防ぐ働きがあり、血管の老化防止に大きな効果があることがわかっています。また舌の上の味覚を感知する「味蕾《みらい》」の細胞をつくるのも亜鉛。亜鉛の摂取を怠《おこた》ると味覚障害を起こし、塩分の過剰摂取などから思わぬ健康被害に発展する危険性もあるのです。

そして、亜鉛は男性にとって精巣《せいそう》（睾丸《こうがん》）の機能を高めて、テストステロンの分泌に重要な役割を持つことが明らかになっています。

ある研究では、若い男性をわざと亜鉛不足の状態にしたあとに、テストステロン値を測定しました。その結果、亜鉛不足になった男性は、男性ホルモンの量が大幅に低下していたそうです。さらにこの研究で、高齢者に亜鉛の補給を行って測定した結果、高齢者のテストステロンは増加したのです。

そんな魅力的な亜鉛、毎日しっかりとりたいですよね。そこで、朝ごはんの味噌汁を「亜鉛豚汁」に変えてみませんか？　おいしくたっぷり亜鉛を摂取できます。

亜鉛編【テストステロン×健康　かけ算料理】
亜鉛豚汁×ビタミンC豊富な野菜

ビタミンCは、亜鉛の吸収を助けるといわれています。また、肉類や魚類に多く含まれる動物性たんぱく質も亜鉛の吸収を促進するといわれています。

簡単につくれる「亜鉛豚汁」は、味噌をはじめとした亜鉛豊富な食材が大集合。加えて亜鉛を効率よく吸収できるビタミンC食材を入れた具だくさんの汁物です。

亜鉛豚汁

▼材料　１人前

- 豚バラ肉　ひと口大で4～5切れ
- 豆腐　大きめのカット２コ
- パプリカ　１／８コ
- ブロッコリー　ひと口大で３コ
- 刻みのり　お好きなだけ！
- 煮干し　２本
- 味噌　小さじ2程度

▼つくり方

①鍋に水と煮干し、豚バラ肉を入れて弱火で沸騰直前まであたため出汁《だし》をとる

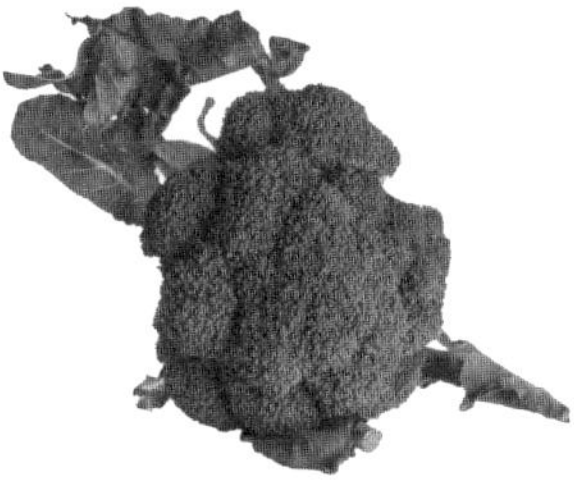

②豆腐、パプリカ、ブロッコリーを加える
③1～2分したら火を止め、味噌を入れてよく混ぜる
④器に盛りつけたら、たっぷりののりをかけて出来上がり

▼外食で手軽に亜鉛を摂取

●オイスターバー：亜鉛の王様、牡蠣にレモン果汁をかければ、簡単にかけ算摂取

●酒（焼酎）を飲むとき：抹茶や粉茶は、亜鉛とビタミンCがどちらも多く含まれています。抹茶割りや粉茶でまるごとお茶の葉をとりましょう

●イタリアン、フレンチ：卵（黄身）、チーズ（特にパルメザンチーズ）、パプリカなど亜鉛豊富な食材がたくさん

●その他亜鉛を多く含む食材
豚レバー、牛肉、するめ、大豆、アマランサス　など

6 野菜でもテストステロン値を上げられる

食習慣の工夫⬇大根おろしが効果的

野菜を摂取することでもテストステロンの上昇が期待できます。

大根やキャベツ、ブロッコリーなどのアブラナ科の野菜から摂取できる「イソチオシアネート」という成分を聞いたことはありますか？

イソチオシアネートは、動脈硬化の原因となる活性酸素を除去する「抗酸化作用」を高めるうえ、血管の炎症を起こす因子を抑える作用もあることから、動脈硬化の予防効果が期待できるとされている成分です。

じつは、このイソチオシアネート、厳密にいうと大根などにそのまま含まれているわけではありません。生のまま口に入れて嚙《か》むことで細胞が壊れることによって発生するといわれています。ですから大根もただ生で食べるより、おろしたほうがイソチオシアネートの量が増えます。その量、およそ1・8倍。

イソチオシアネートには特有の味があってそれが「辛み」です。ですから、大根も辛みの強い先端のほうが多く生成されるということになります。

重要なのは生でよく噛んで食べること。煮る、焼くなど加熱処理をするとイソチオシアネートのもととなる成分グルコシノレートが壊れるため、生成しづらくなることがわかっています。

イソチオシアネート編【テストステロン×健康 かけ算料理】
ピリ辛薬味だし×ビタミンC豊富な野菜

前項に続き、イソチオシアネートを効果的にとるにはビタミンCが重要です。ビタミンC豊富なレモン汁をかけることで、イソチオシアネートを生成する反応を助けて、量が増えることが期待できます。

かける料理といえば夏の山形の定番料理「だし」。暑さで食欲がなくなる時期に水分を多く含む夏野菜や香味野菜を刻んで和《あ》える簡単な常備菜です。

これをイソチオシアネートたっぷりの食材でつくり置きすれば、いつでも手軽に摂取できます。さわやかな辛味と酸味が、食材をおいしく引き立ててくれます。

ピリ辛薬味だし

▼材料

- 大根　１／６本
- 小松菜　１／３束
- 水菜　１／３束
- かぶ（あれば葉っぱも）　１コ
- 生姜　ひとかけら

●レモン汁　1コ分
●塩　適量
●粒マスタード　大さじ1
●白ごま　大さじ2
●ごま油　大さじ4

▼つくり方

①すべての材料をみじん切りにしてボウルに入れて混ぜ、瓶に入れ保存
②劣化を防ぐため、表面が空気に触れないようにごま油を浮かべる
③豆腐やそうめんに、お新香がわりにたくさんのせて食べましょう

●その他イソチオシアネートが多い食材
カリフラワー、白菜、チンゲンサイ、ルッコラ、ケッパー、わさび　など

7 アリシンで疲労回復&テストステロンUPをめざそう

食習慣の工夫➡ニンニクを料理に加える意識を！

ニンニクは、紀元前の古代エジプトでピラミッド建設の作業員も大量に食べていたという、疲労回復効果で有名な食材です。

その主な成分は「アリシン」。ニンニクのあの独特の強い香りは、このアリシンによるものです。

アリシンには免疫力のアップ、食欲増進効果があることが知られていますが、近年では胃がん、食道がん、前立腺がん、とくに大腸がんのリスクを低減させるという研究結果が発表され大きな注目を集めています。

それだけではなく、じつはテストステロン値を高めることがわかってきました。とくにたんぱく質と併せて摂取するとテストステロンがよりアップします。

とはいえ、ニンニクは香りが強いため摂取しにくいイメージがあります。そこで、臭くない、食べやすくて効果が期待できるレシピをご紹介します。

アリシン編【テストステロン×健康　かけ算料理】

肉料理×アリシングラタン

テストステロン値を上げる肉料理の付け合わせとして、アリシン豊富な常備菜をご紹介します。

フランス料理では「ドフィノワ」といわれる、肉料理の代表的な付け合わせをアレンジしています。

まとめてつくって冷蔵庫で保存、食事のときに食べる分だけあたためて付け合わせにすると、食卓の彩りも豊かになり、テストステロン値を上げる効果も期待できます。

アリシングラタン

▼材料 4人前

●ジャガイモ(できれば崩れにくいメイクイーン)3コ
●ニンニク 6片
●塩、コショウ 適量
●生クリーム 200cc

▼つくり方

①ジャガイモは皮をむき、厚さ5ミリ程度のスライスにする
②ニンニクは皮をむき根元の茶色い部分をカットするが、基本まるごと使う
③ジャガイモとニンニクを鍋に入れ、生クリームと塩、コショウを入れて弱火にかける

※とろみが出てきて焦げやすいので、ときどきヘラで混ぜましょう
④10分ほどしてジャガイモとニンニクに火が通ったら、耐熱容器に移す
⑤１８０度のオーブンに入れて、表面に焦げ目がついたら完成

▼ポイント

アリシンは空気に触れることで香りが強くなるため、まるごと調理して食べるのがおすすめです。スペインのバーニャカウダは、その方法でたくさんのニンニクを摂取できる代表料理です。

▼ワンポイント摂取法

同じく香りの強い、ニラ、ネギなどを細かく切って生のまま濃い口醤油に漬け、香味醤油をつくると日持ちがして手軽に食べられます。

カツオなど味の濃い刺身にもよく合います。

●その他アリシンが豊富な食材
ねぎ類、たまねぎ、ニラ、セロリ、セリ　など

あとがき対談

堀江　内田さん、世界でいちばん男性力が強いのは、どこの国の人だと思いますか？

内田　共通の友人、ジローラモさんを見ていると……イタリア人ですか？

堀江　じつはね、ギリシャ人なんです。ギリシャ料理は良質のオリーブ油をたっぷり使うし、ヨーグルトもよく使うでしょう。乳酸菌が腸内環境をよくしてくれる。結局、腸内細菌と油なんですよ。テストステロン値を上げるためには、脂質が必要です。昔の日本人はほとんど肉を食べなかったし、油も高価だから料理には使わなかった。いちばん油を食べていたのはお坊さんですよ。お坊さんが食べる精進料理はふんだんに油を使います。

内田　ヘルシーなイメージがありましたが、たしかに、がんもや厚揚げ、天ぷらもありますね。

堀江　そう、揚げ物が多いんです。お坊さん料理はカロリーが高い。彼らは定期的に断食していました。それは修行というより体調をよくするためだったんじゃないかな。僧侶というのは、昔の日本ではとても頭を使う知的な職業でした。そして、彼らの生活と健康を支えているのが精進料理と断食だったと思います。そうやって考える力や集中力を高めていたと僕は思うんです。現代の生活でも、テストステロン食を口にしつつ、ときどき断食するのがいいのかもしれませんね。

堀江　内田さんの料理は「和」と「洋」というか、世界中のものが一緒になっていますよね。

内田　そうですね。あまり料理のジャンル分けはしていません。食材が生きる調理法を探すようにしています。今回のアジの刺身にドライトマトとオリーブの組み合わせはイタリアン寄りかもしれません。

堀江　日本では刺身というといつも醤油じゃないですか。でも韓国に行くと、辛い味噌で魚の旨《うま》み成分を引き出すとか、魚の油をとりやすくするのが上手ですよね。

内田　バリエーションが豊かになりますね。

堀江　日本人と韓国人は似ていると思う人が多いけど、骨格は全然、違うんですよ。彼らはテストステロン国家、マッチョ国家なので、からだが大きいです。日本人も、焼肉だけじゃなくて、韓国の家庭料理なんかをどんどん取り入れるといいと思います。

内田 韓国料理って、食材の点では日本の料理との共通点が多いですが、プラスしてニンニクや香味野菜をたくさん使っていますよね。たとえば、サバは日本では味噌煮、韓国ではコチュジャンの甘辛い味噌煮で出てきます。

堀江 基本的に、スパイスとか匂いの強いものには抗酸化作用がある。食べればやっぱり男性力がアップするんです。発酵するものと、スパイスと、いろいろな野菜を食べることが大事だと思いますね。

内田 聞けば聞くほど、韓国料理はすごくテストステロンによさそう。テストステロン向上のための韓国食視察もしたいですね。

内田 今回つくったレシピで、先生が面白いと思ったメニューはありますか?

堀江 そうですね、豚汁かな。のりを使っているのがいい。のりを消化できるのは日本人と韓国人だけなんです。欧米人だと、食べてもからだを素通りしてしまう。

内田 なんか得している気分。日本人なら食べない手はありませんね。

堀江　あと、脂肪を気にして鶏のささみばかり食べる人がいるけど、豚肉も意外に脂肪分は少ない。かつ疲労回復効果のあるビタミンBが多いんです。ブロッコリーはテストステロン値アップに最適だし、さまざまな栄養素が溶けこんでいる汁も一緒にとれるからいいですね。

内田　この豚汁は、入っている具材がすべて亜鉛を含んでいます。豚バラ、豆腐、パプリカ、ブロッコリー、のり、煮干し、味噌……。「亜鉛を含む食材のトップ選手を集めたら豚汁になりました」という感じです。

堀江　亜鉛はテストステロンの分泌に不可欠です。しかし今、少なく見積もっても日本の男性の約7割が亜鉛欠乏症なんですよ。それが男性更年期障害とも関係している。原因のひとつは、ほとんどの加工食品に添加物として含まれている硝酸塩です。色味や風味をよくしてくれるけれど、これをとると体内から亜鉛が流れ出てしまう。そして亜鉛が足りないと抜け毛が増えて、皮膚が弱くなり、免疫力も低下します。よく加齢のせいにされるけれど、じつは亜鉛不足が原因のことが多いんです。カナダなんかでは、30歳以上の男性は亜鉛のサプリメントをとるよう推奨されています。

内田　ネットで「亜鉛」を調べると、たしかに男性用のサプリメントが多いですね。

堀江　日本人の場合は、昔と比べて貝を食べなくなったことも大きな原因だと思います。亜鉛といえば牡蠣《かき》を思い浮かべる人が多いかもしれませんが、アサリやハマグリなんかにもたくさん含まれています。

内田　では、この豚汁の具をアサリやハマグリに替えてもいいかもしれませんね。

堀江　そうそう、アサリと味噌って相性いいじゃないですか。韓国のチゲみたいになりますよね。

堀江　最近、健康を気にする人たちの間でよく話題になるのが「グルテン」です。僕が話をした世界トップレベルのファスティング施設の医師も、グルテンは食べすぎると大腸がんになりやすい、と注意喚起しています。

内田　グルテンは、小麦粉に水を加えてこねることで発生する、もちもち食感を出す物質ですが、過度なグルテンの摂取はからだに悪影響を及ぼしてもおかしくないと思います。魚のムニエルやフライのつなぎも小麦粉をまぶすのが当然だと思われていますが、今は、米粉や片栗粉を使うことが増えています。

堀江　僕も少し前までは、「グルテンフリー」にするのはアレルギーのある人や神経質な人だけだと思っていた。でも、ヨーロッパなんかでは違いますね。知り合いのイタリア人の医者に「パスタはどのくらい食べるの?」と聞いたら、「週に1回」だって。日曜日のランチにママがつくってくれるパスタ料理を食べるだけだって。

内田　イタリア人がですか?　毎日パスタだと思ってました!

堀江　パンにしてもパスタにしても、おいしくするためにグルテンを強化した強力粉ブームなんですね。しかし腸内細菌への影響が問題になっています。それで「じゃ、何食べてるの?」って聞いたら、「コメに決まってる」って。日本のコメって、今、世界中が求めているんですよ。今こそ日本のコメ文化を輸出する時代です。

内田　すき焼きなどで、肉を食べると太るからといってお麩《ふ》を積極的に食べている人も、グルテンのとりすぎに要注意ですね。麩はグルテンそのものですから。

堀江　僕の祖父は天ぷら屋だったんだけど、小麦粉を溶くときに氷水を使ったんですよ。そうするとグルテンが発生しない。今では当たり前のことですが、昔は氷が貴重だったから誰もしていなかった。

内田　グルテンが発生しないと、カリッと揚がりますからね。

堀江　だから、僕が食に興味を持ったのは、祖父の影響があるかもしれませんね。大学時代にも厨房《ちゅうぼう》で魚をおろしたり、下ごしらえのバイトをしていましたから。

内田　先生のおじいさまは、昭和初期に銀座で天ぷら店を開業されて、冷蔵庫の導入、換気扇の導入、さらに今では珍しくなくなった、料理人がお客さまのカウンター越しに調理する、など日本の料理界にイノベーションを起こした方ですよね。

堀江　あと、カレー塩や椎茸《しいたけ》と海老しんじょの組み合わせも祖父が始めたそうです。

内田　そうなんですね。カレー塩は消化を助けてくれますし、私も好きでよく使います。おじいさまは、お客さまに喜んでいただけるかを考えたことがさまざまなアイディアにつながったんだろうと思います。そして、その行動って、まさしくテストステロンを上げる行動ですね！

堀江　内田さんが今やっているスタイルの先駆け。きっと内田さんもテストステロン値が高いはずです。今度調べてみましょう（笑）。

堀江　ということで、この本ではテストステロン値を上げるための食生活についていろいろ考えてみました。最近わかってきたことはテストステロンの分泌には腸内環境が大事ということ。テストステロン値を上げる食事というのはとりもなおさず腸にいい食事なんです。最近は腸から脳に行くシグナルも注目されています。メンタルの問題も、じつは腸からきていることが多いんですよ。

内田　だから、腸は「第二の脳」といわれているんですね。今回は手軽につくれる自宅レシピを掲載しましたが、毎日自炊は難しい人への提案はありますか?

堀江　そうですね、外食だったとしても、なるべく和食を選ぶのがいいですね。これはお寿司とか豆腐といった単体の料理のことではなく、四季のある自然の恵みを食に取りこみながら、人々が食卓を囲む文化遺産としての「和食」です。これに加えて、私は今「選食」も提案しています。価値ある食材をよいタイミングで食事する。さらに誰と食事するかという、食の場も健康には大事ですね。食卓を囲むとアンチエイジングホルモンであるオキシトシンが分泌されるんです。そして人に食をふるまうと、ばっちりテストステロンが増えます。

内田　文化としての「食」を人と共有して楽しい時間を過ごすことって、現代の私たちが忘れかけていた大切なことのような気がします。

堀江　そうなると、もう本当に生き方自体が変わってくる。ぜひこの本の情報をうまく活用していただきたいと思います。

著者略歴

堀江重郎（ほりえ・しげお）　**＊序章・第1章・第2章・第3章　執筆**

1960年、東京都に生まれる。順天堂大学大学院医学研究科泌尿器外科学教授。医学博士。日米で医師免許を取得し、救急医学、泌尿器科学、腎臓学、分子生物学の研鑽を積む。精度の高い泌尿器手術を行う一方、学際的なアプローチを男性の健康医学に導入、日本初のメンズヘルス外来を開設。また日本抗加齢医学会の理事として「やる気」の研究を続け、テストステロンとの関係を突き止める。著書には『LOH症候群』（角川新書）、『ヤル気が出る！最強の男性医療』（文春新書）、『元気の素 更年期の壁を越えるために』（五木寛之と共著・KADOKAWA）などがある。

内田奈々（うちだ・なな）　**＊第4章　執筆**

料理人。国立音楽大学音楽教育学部卒業後、1998年よりフランス料理、2002年より会席料理店、その後和カフェ「神楽坂 saryo」（神楽坂・渋谷）をプロデュース。（株）エーエムピーエムジャパン新業態開発事業に従事、その後コンサルタントを経て女子プロバレーボールチーム「ヴィクトリーナ姫路」初代チェアマンに就任。現在は神楽坂の茶屋をコンセプトにした会員制の「ななかぐら」を開業し、予約困難店として経済界のトップなどが通う店となっている。順天堂大学遺伝子先端情報学講座協力研究員。

若返《わかがえ》りホルモン「テストステロン」を高《たか》める食生活《しょくせいかつ》
――人気《にんき》料理人《りょうりにん》の最強《さいきょう》レシピ付《つ》き

二〇二三年一〇月六日　第一刷発行

著者　堀江《ほりえ》重郎《しげお》　内田《うちだ》奈々《なな》

発行者　古屋信吾
発行所　株式会社さくら舎　http://www.sakurasha.com
東京都千代田区富士見一-二-一一　〒一〇二-〇〇七一
電話　営業　〇三-五二一一-六五三三　FAX　〇三-五二一一-六四八一
編集　〇三-五二一一-六四八〇　振替　〇〇一九〇-八-四〇二〇六〇

装丁　アルビレオ
写真　高山浩数
本文DTP　土屋裕子　望月彩加（株式会社ウエイド）
印刷・製本　中央精版印刷株式会社

ISBN978-4-86581-402-6